नैतिक चर्म रोग चिकित्सा एवम् सौंदर्य विज्ञान

डा अमरेंद्र पाण्डेय

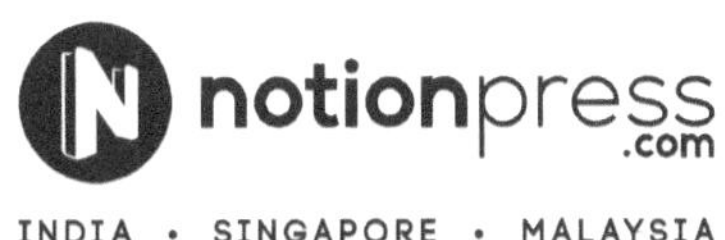

INDIA · SINGAPORE · MALAYSIA

Copyright © Dr. Amarendra Pandey 2024
All Rights Reserved.

ISBN 979-8-89322-917-2

This book has been published with all efforts taken to make the material error-free after the consent of the author. However, the author and the publisher do not assume and hereby disclaim any liability to any party for any loss, damage, or disruption caused by errors or omissions, whether such errors or omissions result from negligence, accident, or any other cause.

While every effort has been made to avoid any mistake or omission, this publication is being sold on the condition and understanding that neither the author nor the publishers or printers would be liable in any manner to any person by reason of any mistake or omission in this publication or for any action taken or omitted to be taken or advice rendered or accepted on the basis of this work. For any defect in printing or binding the publishers will be liable only to replace the defective copy by another copy of this work then available.

अंतर्वस्तु

डा अमरेंद्र पाण्डेय

पूरे स्कूल जीवन में एक मेधावी छात्र और टॉपर को शिक्षकों और छात्रों द्वारा रिकॉर्ड अंतर के साथ प्रतिष्ठित सेंट अलॉयसियस सीनियर सेकेंडरी स्कूल के स्कूल कैप्टन/हेड बॉय के रूप में चुना गया और भाषण/वाद-विवाद में कई रिकॉर्ड बनाए और 10वीं में अंग्रेजी में उच्चतम अंक प्राप्त किए। पूरे जिले में बोर्ड हासिल किया, स्कैश, टेनिस, वुशू, बास्केटबॉल और तैराकी में मध्य प्रदेश राज्य का प्रतिनिधित्व किया है

अपने पेशेवर करियर में, वह इंडियन मेडिकल एसोसिएशन, जबलपुर हॉस्पिटल्स एसोसिएशन एमपीएनएचए, जबलपुर डर्मेटोलॉजी एसोसिएशन और रोटरी प्रीमियर जबलपुर सभी चार के एक साथ सबसे कम उम्र के अध्यक्ष थे।

पुस्तक के लेखक और "एथिकल एस्थेटिक डर्मेटोलॉजी" शब्द गढ़ा।

डिग्री और फैलोशिप

1. विक्रम विश्वविद्यालय उज्जैन, आर डी गार्डी मेडिकल कॉलेज से मेरिट में प्रथम स्थान के साथ एमबीबीएस उत्तीर्ण करने का वर्ष 2010

2. डीवीडी मुंबई डी वाई पाटिल डीम्ड यूनिवर्सिटी उत्तीर्ण वर्ष 2015 मुंबई

3. 2017 में अभ्यास के लिए गुयाना में पंजीकृत गुयाना एसोसिएशन ऑफ डर्मेटोलॉजी के 3 आमंत्रित फेलो, उनके काम और शोध के लिए एमडी डर्मेटोलॉजी के समकक्ष डिग्री प्रदान की गई।

4. बेकमैन लेजर इंस्टीट्यूट इरविन ऑरेंज काउंटी एलए में एएसएलएमएस अमेरिकन एसोसिएशन ऑफ लेजर मेडिसिन एंड सर्जरी से 4 फेलोशिप ली गई।

5. IFAAS दक्षिण कोरिया से माइक्रो लिपोसक्शन में फ़ेलोशिप।

6. लेज़रॉपटेक्स सियोल दक्षिण कोरिया से लेज़र प्रौद्योगिकी और यांत्रिकी में फ़ेलोशिप।

7. आईएफएएएस दक्षिण कोरिया से फेशियल थ्रेड में फेलोशिप और प्रशिक्षण।

8. सोरायसिस उपचार में नवीनतम प्रगति में अमेरिकन एकेडमी ऑफ डर्मेटोलॉजी एएडी से सर्टिफिकेट कोर्स

वर्तमान में धारित पद:-

1. अध्यक्ष आईएमए जबलपुर शाखा के पूर्व माननीय सचिव और पूर्व उपाध्यक्ष

   www.imajabalpur.com

2. सचिव एसएएआई, सोसाइटी ऑफ एस्थेटिक एडवांसमेंट्स इंडिया

   www.saai.org.in

3. प्रबंध निदेशक पनमेडी सॉल्यूशंस और पांडे एक्सपोर्ट
   www.panmedisolutions.com

4. प्रबंध निदेशक पांडे हॉस्पिटल प्राइवेट लिमिटेड
   www.pandeyhospital.com

5. प्रबंध निदेशक कॉसमाश्योर
   www.cosmasure.com

6. प्रबंध निदेशक पांडे फार्म्स एंड प्लांटेशन्स प्राइवेट लिमिटेड और जस्ट एलो
   www.justaloe.co.in

7. अध्यक्ष जबलपुर हॉस्पिटल एसोसिएशन एमपीएनएचए और पूर्व महासचिव एमपीएनएचए जबलपुर और पूर्व संयुक्त सचिव एमपीएनएचए राज्य एमपीएनएचए

8. भारत के लघु स्वास्थ्य देखभाल संगठनों के संस्थापक महासचिव एसोसिएशन

9. संस्थापक और चार्टर सचिव और पूर्व अध्यक्ष रोटरी क्लब ऑफ जबलपुर प्रीमियर।

10. संस्थापक सचिव एवं अध्यक्ष जबलपुर डर्मेटोलॉजी सोसायटी।

11. एथिकल प्रोफेशनल्स फाउंडेशन और नियोएथिकल प्रोफेशनल्स एसोसिएशन के संस्थापक राष्ट्रीय अध्यक्ष

जीते गए पुरस्कार, संकाय उत्तरदायित्व, मानवतावादी और परोपकारी प्रयास:-

1. संस्थापक राज्य कोषाध्यक्ष इंडियन मेडिकल एसोसिएशन एकेडमी ऑफ मेडिकल स्पेशलिटीज़ 2019।

2. IMCAS पेरिस 2018 में फैकल्टी ने भारत का प्रतिनिधित्व किया और सफेद बालों को कम करने और लेजर बालों को हटाने की प्रस्तुति दी।

3. IMCAS पेरिस 2019 में 3 फैकल्टी ने फिर से भारत का प्रतिनिधित्व किया और एलएचआर, थ्रेड लिफ्ट, बॉडी फैट रिडक्शन और बॉडी स्कल्पटिंग, पुरुष और महिला एंड्रोजेनिक एलोपेसिया में पीआरपी पर बात की।

4. 2018 में IMCAS ACADEMY के लिए 4 टॉक को चुना गया, भारत से केवल कुछ ही लोगों को यह सम्मान मिला

5. बात करें IMCAS ACADEMY 2019 के लिए चयनित भारत से कुछ ही लोगों को मिला ये सम्मान.

6. 2019 में सिंगापुर कांग्रेस ऑफ इंफेक्शिव डिजीज में भारत का प्रतिनिधित्व किया और विकासशील देशों में प्रचलित इट्राकोनाजोल और एज़ोल खतरे पर पुरस्कार विजेता प्रस्तुति दी, जो एक टाइम बम है जो फटने का इंतजार कर रहा है।

7. सार्क नेशंस 2019 द्वारा पोखरा नेपाल में डर्मोस्कोपी पर अंतर्राष्ट्रीय कार्यशाला में संकाय।

8. फेसेटेटिक्स 2017 में आमंत्रित संकाय।

9. लेज़रों के नवोन्मेषी उपयोग और लेज़रों में अनुसंधान 2017 की श्रेणियों में दो राष्ट्रीय पुरस्कारों के विजेता FACETHETICS ने 1 लाख रुपये से अधिक का नकद पुरस्कार जीता।

10. CDCON 2016 और 2017 में संकाय

11. एमपी आईमैकॉन 2018 में फैकल्टी

12. सार्कम, 2018 मेदांता गुरुग्राम में संकाय और पेपर प्रस्तुति

13. ग्वालियर राज्य सम्मेलन 2019 में जबलपुर आईएमए डॉ आर जी गौड़ ट्रॉफी के लिए मध्य प्रदेश को सर्वश्रेष्ठ शाखा का पुरस्कार प्रदान किया गया।

14. सदस्यता विकास के लिए भारत की सर्वश्रेष्ठ शाखा का पुरस्कार, कोलकोट्टा 2019 में राष्ट्रीय सम्मेलन में अखिल भारतीय पुरस्कार से सम्मानित किया गया।

15. कोलकोट्टा में राष्ट्रीय सम्मेलन 2019 में राष्ट्रपति प्रशंसा पुरस्कार 2019 प्रदान किया गया।

16. उपाध्यक्ष आईएमए जबलपुर 2020-21

17. 2020-21 में फिर से जीती प्रदेश की सर्वश्रेष्ठ ब्रांच, आरजी गौड़ ट्रॉफी

18. पहले लॉकडाउन की शुरुआत में मरीजों के लिए कोविड 19 जागरूकता पर सेंट्रल इंडोआ का पहला वेबिनार आयोजित किया गया।

19. दूसरी लहर में उपचार और आईसीयू प्रोटोकॉल पर कोविड-19 वेबिनार का आयोजन किया, जिसमें मिथाइलीन ब्लू आधारित अनुसंधान भी शामिल है।

20. त्वचाविज्ञान और कोविड 19 पर 50 से अधिक वेबिनार में भाग लिया।

21. पांडे हॉस्पिटल प्राइवेट लिमिटेड में कोविड यूनिट और आईसीयू के प्रबंध निदेशक और प्रमुख सलाहकार, जिन्होंने दो लहरों के दौरान 551 से अधिक रोगियों का सफलतापूर्वक इलाज किया।

22. सरकार द्वारा स्थापित श्री रानी दुर्गावती कोविड उपचार केंद्र में गरीब मरीजों को मुफ्त सेवाएं देने वाले विशेषज्ञ सलाहकारों की टीम का नेतृत्व किया।

23. जबलपुर में क्यूटिकॉन एमपी राज्य त्वचा विशेषज्ञ सम्मेलन आईएडीवीएल 2021 में सोवेनियर समिति के अध्यक्ष, संकाय और आयोजक।

24. महासचिव एमपीएनएचए हॉस्पिटल्स एसोसिएशन 2019-2022

25. जबलपुर प्रीमियर के चार्टर महासचिव और संस्थापक रोटरी क्लब

26. सोसाइटी ऑफ एस्थेटिक एडवांसमेंट्स इंडिया के संस्थापक महासचिव।

27. 14 नवंबर 2021 को मुख्यालय नई दिल्ली में इंडियन मेडिकल एसोसिएशन में आयोजित युवा नेताओं के लिए राष्ट्रीय पुरस्कार के विजेता डॉ. केतन देसाई युवा नेता पुरस्कार

28. धर्मशास्त्र नेशनल लॉ यूनिवर्सिटी में नए उपभोक्ता संरक्षण अधिनियम पर चर्चा के लिए आमंत्रित संकाय और पैनलिस्ट 14/03/2021 जबलपुर में

29. आईएमए जबलपुर मेडिकॉन 2020 के आयोजन सचिव, चिकित्सा क्षेत्र में नवीनतम सफलताओं पर एक बहु-विशिष्ट सम्मेलन।

30. चिकित्सा विज्ञान में नवीनतम सफलताओं पर शतक शतक,100 उत्सव राष्ट्रीय बहु विशेषज्ञता सम्मेलन में आयोजन सचिव संयुक्त।

31. आईएमए हॉल जबलपुर में आयोजित शतक, शतक 2021 में संकाय और वक्ता ने त्वचा विज्ञान में नवीनतम उपचारों पर मूल शोध प्रस्तुत किया।

32. एस्थेटिक डर्मेटोलॉजी और लेजर सर्जरी के लिए प्रतिष्ठित डॉ के बी हेडगेवार साहब राइजिंग स्टार स्टेट अवार्ड प्राप्त हुआ।

33. अनुसंधान, शिक्षाविदों और आईएमए कार्यों के लिए प्रतिष्ठित डॉ एस के खानिजो साहब मध्य प्रदेश राज्य ओरेशन पुरस्कार प्राप्त किया।

34. त्वचाविज्ञान और सामाजिक सेवा के लिए नईदुनिया चिकित्सा सम्मान पुरस्कार प्राप्त हुआ।

35. बाल और ट्राइकोलॉजी पर इंदौर में विशेष रुचि समूह आईएडीवीएल राष्ट्रीय सम्मेलन में विशेषज्ञ पैनलिस्ट।

36. पांडे हॉस्पिटल प्राइवेट लिमिटेड पोस्टल कवर का उद्घाटन किया गया, जो कि केवल कुछ स्वास्थ्य संस्थानों को प्राप्त हुआ विशेषाधिकार है

37. गोल्डन ऐम अवार्ड्स में मुख्य वक्ता

38. आईएमए जबलपुर में जबलपुर GLOBALCON2023 के पहले अंतरराष्ट्रीय सम्मेलन में आयोजक अध्यक्ष और पहली बार आईएमए एएमएस सम्मेलन भी

39. ग्वालियर एमपी में CUTICON 2022 राज्य त्वचाविज्ञान सम्मेलन में संकाय को आमंत्रित किया गया।

40. हैदराबाद में आईएमए एएमएस मुख्यालय द्वारा डर्मेटोलॉजी और वेनेरोलॉजी में इंडियन मेडिकल एसोसिएशन एकेडमी ऑफ मेडिकल स्पेशलिटीज फेलोशिप के प्रतिष्ठित फेलो से सम्मानित, यह सम्मान पाने वाले भारत के सबसे कम उम्र के लोगों में से एक।

41. अभ्यास प्रबंधन पर बोलने के लिए 5 अगस्त, 2023 को भारत के सबसे बड़े सौंदर्य त्वचाविज्ञान सम्मेलन कॉसडर्म सीडीएसआई गोवा 2023 में विशेष संकाय के रूप में आमंत्रित किया गया

42. 2023 में नागपुर में एसोसिएशन ऑफ क्यूटेनियस सर्जन्स ऑफ इंडिया द्वारा राष्ट्रीय सम्मेलन में नीम-हकीम के खिलाफ काम पर व्याख्यान देने के लिए विशेष संकाय के रूप में आमंत्रित किया गया।

43. झोलाछाप के खिलाफ आईएडीवीएल टास्कफोर्स में किए गए काम के लिए राष्ट्रीय आईएडीवीएल मुख्यालय द्वारा राष्ट्रपति का सम्मान प्राप्त हुआ।

44. एस्थेटिक डर्मेटोलॉजी में काम के लिए एंटोड यूके लंदन द्वारा सम्मान प्रमाण पत्र प्राप्त हुआ।

45. पुस्तक का विमोचन किया और यह शब्द गढ़ा "नैतिक सौंदर्य त्वचा विज्ञान"।

46. "एथिकल एस्थेटिक डर्मेटोलॉजी" पुस्तक का प्रदर्शन दिल्ली इंटरनेशनल बुक फेयर में किया गया।

47. पांडेय हॉस्पिटल प्राइवेट लिमिटेड को एमपीएनएचए जबलपुर हॉस्पिटल्स एसोसिएशन द्वारा ट्रस्ट की गोल्डन सील से सम्मानित किया गया।

48. जबलपुर डर्मेटोलॉजी सोसायटी आईएडीवीएल जबलपुर शाखा 2022-23 के निर्विरोध अध्यक्ष चुने गए।

49. रोटरी क्लब ऑफ़ जबलपुर प्रीमियर की स्थापना की और 2021 में चार्टर सचिव बने।

50. रोटरी क्लब ऑफ जबलपुर प्रीमियर 2022-23 के अध्यक्ष के रूप में चुने गए।

51. सबसे बड़े मानवीय स्वास्थ्य शिविर माँ नर्मदा राहत शिविर का आयोजन किया जो जबलपुर के शीर्ष अस्पतालों और क्लीनिकों में 12 रविवारों तक चला।

52. आईएमए जबलपुर हॉल में संपूर्ण ब्राह्मण महासभा के साथ अब तक का सबसे बड़ा शिविर आयोजित किया गया, जहां 12256 मरीजों की मुफ्त जांच की गई और 6500 लोगों को भोजन दिया गया।

53. राष्ट्रपति परियोजना के तहत आईएमए जबलपुर द्वारा दो गांवों को गोद लिया गया, जिनके नाम बलहारा और सिलुआ हैं।

54. को डिस्ट्रिक्ट गवर्नर रोटरी इंटरनेशनल द्वारा रोटरी जबलपुर प्रीमियर के अध्यक्ष के रूप में रोटरी स्टेट्स और डिस्ट्रिक्ट एक्सीलेंस अवार्ड से सम्मानित किया गया।

55. 23 सितंबर, 2023 को कोझीखोड केरेला राष्ट्रीय सम्मेलन में आईएमए एएमएस मध्य प्रदेश राज्य गतिविधियों में अनुकरणीय कार्य के लिए 55 को राष्ट्रीय महासचिव इंडियन मेडिकल एसोसिएशन एकेडमी ऑफ मेडिकल स्पेशलिटीज मुख्यालय द्वारा व्यक्तिगत पुरस्कार से सम्मानित किया गया।

56. ग्लोबलकॉन 2023 के लिए वर्ष 2023 के सर्वश्रेष्ठ सम्मेलन का पुरस्कार इंडियन मेडिकल एसोसिएशन एकेडमी ऑफ मेडिकल स्पेशलिटीज़ द्वारा कोझीखोड केरेला नेशनल कॉन्फ्रेंस में 23 सितंबर, 2023 को दिया गया।

57. ने अमेरिकन एकेडमी ऑफ डर्मेटोलॉजी एएडी द्वारा प्रदान की गई सोरायसिस ई एकेडमी फेलोशिप पूरी की।

58. 5 अक्टूबर 2023 को नागपुर में आयोजित राष्ट्रीय एसीसीआई सम्मेलन में क्वैकेरी और प्रैक्टिस मैनेजमेंट के खिलाफ बोलने के लिए वक्ता के रूप में आमंत्रित किया गया।

59. मध्य प्रदेश की सर्वश्रेष्ठ शाखा के लिए श्री डॉ आर जी गौर ट्रॉफी से सम्मानित किया गया, फिर से राष्ट्रपति के रूप में 2018-19 में माननीय सचिव के रूप में सम्मानित किया गया, वर्ष 2022-23 के लिए कटनी सम्मेलन में फिर से सम्मानित किया गया।

60. को नवंबर 2023 में मध्य प्रदेश क्यूटिकॉन उज्जैन में राष्ट्रीय संकाय और वक्ता के रूप में आमंत्रित किया गया और उन्होंने फैट रिडक्शन क्रायोलिपोलिसिस और एथिकल एस्थेटिक डर्मेटोलॉजी पर अपना काम प्रस्तुत किया।

61. पैसिफ़िक लेज़र्स द्वारा शारा स्टार मुंबई में अंतर्राष्ट्रीय कांग्रेस डायल में राष्ट्रीय संकाय के रूप में आमंत्रित किया गया।

62. कृष्णा होटल जबलपुर में एबीसी मधुमेह वार्षिक सम्मेलन में आमंत्रित संकाय ने मधुमेह रोगियों में त्वचा संबंधी अभिव्यक्तियों और रोगों पर शोध प्रस्तुत किया।

63. जराचिकित्सा त्वचाविज्ञान पर कोवलम केरल में राष्ट्रीय सम्मेलन नैटकॉन 2024 में इंडियन मेडिकल एसोसिएशन, एकेडमी ऑफ मेडिकल स्पेशलिटीज के इतिहास में प्रकाशन के लिए संकाय को आमंत्रित किया गया।

64. यूएसएफडीए द्वारा अनुमोदित नैनोसेकेंड डब्ल्यूडब्ल्यू स्विच्ड एनडी याग लेजर का उपयोग करके भारतीय त्वचा में टैटू कम करने और त्वचा के रंग को कम करने के लिए आर 20 तकनीक पर ओरिजिनल शोध कार्य को एएसएलएमएस द अमेरिकन सोसाइटी ऑफ लेजर मेडिसिन एंड सर्जरी के बाल्टीमोर में वार्षिक सम्मेलन के लिए चुना गया।

प्रकाशन पबमेड और गूगल स्कॉलर

1. स्टेटमोती
   ए पांडे, जीके जटाना, एससी सोंथालिया
   बीटा लस्टम एंटीबायोटिक दवाओं। एबगरुफेन पूर्वाह्न 5, 2020, 2020
   77

2. शरीर रचना विज्ञान, त्वचा (अध्यावरण)
   डब्ल्यू लोपेज़-ओजेडा, ए पांडे, एम अल्हाज, एएम ओकले
   56

3. सौंदर्य प्रसाधन
   ए पांडे, जीके जटाना, एस सोंथालिया
   44

4. त्वचा टैग
   ए पांडे, एस सोंथालिया
   18

5. मैच्योरेशनल हाइपरपिग्मेंटेशन: मेटाबॉलिक सिंड्रोम का त्वचीय मार्कर
   एस सोंथालिया, एम अग्रवाल, पी शर्मा, ए पांडे
   त्वचाविज्ञान व्यावहारिक और संकल्पनात्मक 10 (2), 2020
   8

6. स्टेटमोती
   डब्ल्यू लोपेज़-ओजेडा, ए पांडे, एम अल्हाज, एएम ओकले
   एनाटॉमी, त्वचा (इंटेगुमेंट), ट्रेजर आइलैंड (FL), 2021
   6

7. त्वचा टैग। [अद्यतित 2021 मार्च 3]
   ए पांडे, एस सोंथालिया
   स्टेटपर्ल्स [इंटरनेट]। ट्रेजर आइलैंड (FL): स्टेटपर्ल्स
   पब्लिशिंग, 2021
   5

8. विभिन्न इट्राकोनाज़ोल ब्रांडों का कार्यालय-आधारित
   मूल्यांकन
   एस सोंथालिया, के सरदाना, पी शर्मा, वीएन सहगल, ए
   पांडे, केएस गुप्ता
   जर्नल ऑफ़ द अमेरिकन एकेडमी ऑफ़ डर्मेटोलॉजी 88
   (5), e275-e276, 2023
   2

9. शरीर रचना विज्ञान, त्वचा
   ए ओकले, डब्ल्यू लोपेज़-ओजेडा, ए पांडे, एम अल्हाजी
   1

10. जेनिटल लाइकेन प्लैनस: एक "अंडररिकॉग्नाइज्ड इकाई"
    की समीक्षा में जोड़ना
    एस सोंथालिया, एम अग्रवाल, ए शर्मा, ए पांडे
    इंडियन जर्नल ऑफ सेक्सुअली ट्रांसमिटेड डिजीज एंड
    एड्स 43 (1), 104, 2022।

11. "एज़ोल खतरा" - त्वचीय मायकोसेस में एंटिफंगल
    चिकित्सीय विफलता की महामारी को बनाए रखने वाला
    एक कम सराहना वाला ट्रिगर
    एस सोंथालिया, ए पांडे, आर मेहंदीरत्ता, एम अग्रवाल, एस
    दास, एस श्रेष्ठ
    त्वचाविज्ञान थेरेपी 34 (4), ई14959, 2021

12. नाखून विकारों में इंट्रामैट्रिकियल प्लेटलेट-समृद्ध प्लाज्मा:
    पद्धतिगत चूक और अनैतिक आयोगों में संशोधन।
    एस सोंथालिया, ए पांडे, एके झा, वीएन सहगल
    त्वचाविज्ञान थेरेपी 33 (6), e13735-e13735, 2020

13. मैं मिनोक्सिडिल नहीं लगाना चाहता: बालों का फटना यह
    आम शिकायत है
    एस सोंथालिया, एम अग्रवाल, पी शर्मा, वीएन सहगल, ए
    पांडे
    त्वचाविज्ञान 4 (1), 37-40, 2019

14. आपका डर्मोस्कोपिक निदान क्या है?
    एस सोंथालिया, एम अग्रवाल, पी शर्मा, ए पांडे

15. बचपन में एक्वायर्ड पामोप्लांटर केराटोडर्मा
    एस सोंथालिया, एम अग्रवाल, ए पांडे, पी शर्मा, आई
    अग्रवाल

16. सतत शिक्षा गतिविधि
    के लैंडी, ए रोज़ानी, आर एस्टेवेज़ ए पांडे

17. स्टेटपर्ल्स पब्लिशिंग, ट्रेजर आइलैंड (FL) से समीक्षा, 24
    जुलाई 2019
    ए पांडे, जीके जटाना, एस सोंथालिया

अन्य प्रकाशन:

1. 2018 में आईएमए एमपी स्टेट जर्नल में लेजर के जादू पर
   1 लेख।

2. संक्रामक रोगों के अंतर्राष्ट्रीय जर्नल 2019 में
   ओनिकोमाइकोसिस पर लेख।

3. आईएमए शतक जर्नल 2020 में सफेद बालों में कमी पर लेख।

4. आईएमए जर्नल आईएमए मेडिकॉन 2021 में मेलास्मा के उपचार पर लेख।

5. आयुष्मान भारत योजना 2021 की कमियों पर हॉस्पिटल एसोसिएशन के एमपीएनएचए जर्नल में प्रकाशित लेख

6. एथिकल एस्थेटिक डर्मेटोलॉजी पर एमपीएनएचए जबलपुर हॉस्पिटल्स एसोसिएशन पर प्रकाशित लेख

7. एमपीएनएचए जबलपुर हॉस्पिटल्स एसोसिएशन जर्नल में यूएसएफडीए स्वीकृत क्यू स्विच्ड एनडायग लेजर के अवंते गार्डे इंडिकेशन पर लेख प्रकाशित हुआ।

8. आयुष्मान भारत के फायदे और नुकसान पर ग्लोबलकॉन 2023 जर्नल में प्रकाशित लेख।

9. एथिकल एस्थेटिक डर्मेटोलॉजी पर ग्लोबलकॉन 2023 में 9 लेख प्रकाशित।

10. सेबेशियस सिस्ट को हटाने की अनूठी तकनीक पर ग्लोबलकॉन 2023 में प्रकाशित लेख।

11. सेबेशियस सिस्ट को हटाने के लिए पेटेंट तकनीक पर एमपीएनएचए स्टेट जर्नल में लेख प्रकाशित।

12. जरारिकित्सा त्वचाविज्ञान पर राष्ट्रीय सम्मेलन में आईएमए एएमएस एनल्स ऑफ जेरियाट्रिक मेडिसिन में 12वां लेख प्रकाशित हुआ।

परिचय

यह किताब मरीजों के लिए है. इसका उद्देश्य किसी की उपेक्षा करना नहीं है. यह चिकित्सा, व्यवसाय, राजनीति, खेल, लोगों और समाज से निपटने, कोविड लहरों और सबसे महत्वपूर्ण बात, अभ्यास के पहले दिन से सौंदर्य त्वचा विज्ञान के क्षेत्र में मेरे विविध अनुभवों पर आधारित है। मेरे विस्तृत सीवी के लिए कृपया पिछले पृष्ठ देखें। हालाँकि, अगर त्वचा विशेषज्ञ इस पुस्तक को पढ़ें तो वे वास्तव में बहुत कुछ सीख सकते हैं और खुद को कॉर्पोरेट और दवा कंपनियों के शोषण से बचा सकते हैं।

यह पूरी पुस्तक पहले अध्याय में प्रदान की गई उचित परिभाषा के साथ, नैतिक सौंदर्य त्वचा विज्ञान (ETHICAL AESTHETIC DERMATOLOGY) के विभिन्न पहलुओं को परिभाषित करती है और उन पर ध्यान केंद्रित करती है।

- क्या आपने अपने डॉक्टर से पूछा है - सौंदर्य संबंधी त्वचाविज्ञान क्या है?
- क्या एक रोगी के रूप में आपको वास्तव में निर्धारित विशेष उपचार की आवश्यकता है?

- क्या आपको प्रक्रियाओं/उपचार के दुष्प्रभावों और प्रतिकूल प्रभावों के बारे में सूचित किया गया है?

- क्या उपरोक्त में से किसी का उत्तर शहद-लेपित किया गया है?

- क्या आपको लागत-से-लाभ अनुपात के बारे में सूचित किया गया है? क्या आपको सचमुच बताया गया है कि यह हस्तक्षेप/प्रक्रिया कितने समय तक चलेगी?

- क्या आपको आपकी त्वचा के प्रकार और आपकी उम्र के रोगियों की पहले और बाद की गैर-संपादित तस्वीरें दिखाई गई हैं?

- क्या डॉक्टर स्वयं प्रक्रिया करेगा या वह किसी सहायक से करायेंगे?

- क्या उपयोग की जा रही लेजर मशीन के पास यूएसएफडीए (USFDA)/केएफडीए (KFDA) प्रमाणन है ताकि यह सुनिश्चित किया जा सके कि यह पेशेवर चिकित्सा उपयोग के लिए है या यह एक सौंदर्य उत्पाद मात्र है?

अध्याय – १ (CHAPTER – 1)

नैतिक सौंदर्य त्वचाविज्ञान की परिभाषा
Definition of Ethical Aesthetic Dermatology

यह एक शब्द है जो मेरे द्वारा गढ़ा गया है इसलिए मुझे ट्रेडमार्क के लिए आवेदन करना चाहिए। हालाँकि, मैं चाहता हूँ कि सौंदर्य त्वचाविज्ञान का अभ्यास करने वाले प्रत्येक डॉक्टर को इसे अपने अभ्यास में शामिल करना चाहिए और इसे आत्मसात करना चाहिए, इसलिए मैं इस शब्द को समझने, अभ्यास करने और फिर पहले प्यार करने और फिर सभी के द्वारा उपयोग करने के लिए छोड़ता हूँ।

एथिकल एस्थेटिक डर्मेटोलॉजी (Ethical Aesthetic Dermatology) को रोगी के सर्वोत्तम हित को ध्यान में रखते हुए साक्ष्य-आधारित (EVIDENCE BASED) आधुनिक त्वचाविज्ञान के अभ्यास के रूप में परिभाषित किया गया है, जिसमें रोगी की वित्तीय स्थिति, मानसिक बनावट और सामाजिक स्थिति को ध्यान में रखा जाता है। इसमें रोगी को अपने रूप-रंग के बारे में असुरक्षित नहीं बनाना भी शामिल है। कभी भी उनकी जटिलताओं

का शोषण नहीं किया जाता। इसमें रोगी को अनैतिक उपचार से इनकार करने की सीमा तक अतिशियोक्तिपूर्ण अपेक्षाओं के विरुद्ध परामर्श देना भी शामिल है। उपचार/प्रक्रिया/हस्तक्षेप का मुख्य उद्देश्य हमेशा रोगी का लाभ होना चाहिए न कि केवल मौद्रिक लाभ। अपने आप से प्रश्न पूछें - क्या आपके रोगी को वास्तव में इसकी आवश्यकता है और क्या उसे वास्तव में लंबे समय में इससे लाभ होगा?

तो आप, रोगी/ग्राहक, इस परिभाषा का परीक्षण कैसे करते हैं?

परीक्षण-१ (TEST – 1)

योग्यता (QUALIFICATION)

तो क्या आपका डॉक्टर योग्य है, उसकी डिग्री क्या है, क्या वे राज्य चिकित्सा परिषद के साथ पंजीकृत हैं, क्या उनके पास पहले एमबीबीएस है फिर डीवीडी, डीडीडीवी, त्वचा में एमडी, त्वचा में डीएनबी या एमसीएच प्लास्टिक सर्जरी की डिग्री है? इसके बिना, सौंदर्य संबंधी त्वचाविज्ञान का अभ्यास करने वाला कोई भी व्यक्ति एक धोखेबाज है जो अभ्यास के अपने क्षेत्र में असफल हो गया है? यदि वे योग्य हैं या वे अवैध रूप से अभ्यास कर रहे हैं या गैर-योग्य हैं, और अब आपको, रोगी को, आपके समय से बाहर निकालने की भ्रामक कोशिश कर रहे हैं और इस प्रकार कम से कम आपके पैसों का और अधिक से अधिक आपके स्थायी त्वचा/बाल क्षति पहुँचाते है। हम त्वचा विशेषज्ञों/प्लास्टिक सर्जनों को अपना एमबीबीएस (5.5 वर्ष) पोस्ट-ग्रेजुएशन (2-3 वर्ष) फेलोशिप/एमसीएच (3 वर्ष), व्यावहारिक अनुभव (1-2 वर्ष) पूरा करने में 10 से 15 साल लगते हैं औरतब कंही हम हमारा अभ्यास शुरू करते है

परीक्षण-२ (TEST – 2)

उपकरणीकरण (EQUIPMENTATION)

क्या आपके सौंदर्य त्वचा विशेषज्ञ के पास उचित उपकरण हैं? स्वर्ण मानक (GOLD STANDARD) यूएसएफडीए (खाद्य एवं औषधि प्रशासन) द्वारा अनुमोदित लेजर, ईबीडी और मशीनें हैं, लेकिन कम से कम जो आपको तलाशना चाहिए वह कोरियाई एफडीए है क्योंकि भारत के पास फिलहाल इसके लिए कोई उचित मानकीकरण नहीं है हमारे देश में पास मुख्य रूप से डीलर और आयातक हैं। हमारे देश मे अधिक निर्माता नहीं हैं। हालाँकि, अगर कोई आईएसआई-प्रमाणित भारतीय इकाई है जो पेशेवर चिकित्सा उपयोग के लिए है तो वह भी अस्वीकार्य है।

यूएसएफडीए यह सुनिश्चित करता है कि आपका डॉक्टर आप पर हाइड्राफेशियल या बीबी ग्लो उपचार जैसी किसी कॉक एंड बुल ब्यूटी पार्लर प्रक्रिया का उपयोग तो नहीं कर रहा है जिसका कोई चिकित्सा या वैज्ञानिक आधार नहीं है।

मै ऐसे लोगो को "तेल चम्पी इलाज" कहना पसंद करूँगा , जो कि हिंदी न जानने वाले पाठक ऐसे समझ सकते है कि जेसे गोवा के समुन्द्र तटों के किनारे तेल से शरीर और सर कि मालिश करने वाले करते है

परीक्षण-३ (TEST – 3)

सूचित सहमति और दुष्प्रभाव INFORMED CONSENT AND SIDE EFFECTS)

अपने डॉक्टर से एक विस्तृत सूचित सहमति फॉर्म के लिए पूछें जिसमें उन सभी चीजों का जिक्र हो जो इलाज के दौरान गलत हो सकती हैं - सभी जोखिम, दुष्प्रभाव और दीर्घकालिक प्रतिकूल प्रभाव। यदि डॉक्टर उन्हें सहमति पत्र प्रदान करने में अनिच्छुक हैं, तो इसका आशय है कि वे स्वयं इलाज के बारे मे निश्चित नहीं हैं।

परीक्षण-४ (TEST – 4)

असली डॉक्टर बनाम सेल्स एजेंट (REAL DOCTOR vs SALES AGENT)

यदि आपका डॉक्टर आपको कोई भी प्रक्रिया, विशेष रूप से फिलर्स और बोटुलिनम टॉक्सिन (आम भाषा में बोटोक्स) बेचने की कोशिश कर रहा है, तो ये संभावना भी हो सकती है कि उस डॉक्टर के कुछ निहित स्वार्थ हो क्योंकि बहुधा कॉर्पोरेट कंपनियां डॉक्टर को पसंदीदा विदेश गंतव्य की यात्रा हेतु बिसनेस क्लास, लक्जरी कारों तक की सुविधायें की पेशकश बतौर रिश्वत देते हैं। इसलिए यदि आपका सामना किसी ऐसे डॉक्टर से हो जो वास्तव में इन बहुराष्ट्रीय कंपनियों का एजेंट है, तो कृपया उन्हें तुरंत पहचान लें। अधिकांश अच्छे डॉक्टर ऐसे नहीं होते हैं, अनैतिक डॉक्टर अल्पसंख्यक होते हैं, लेकिन ऐसी काली भेड़ों की पहचान की जानी चाहिए और फिर उन्हें छोड़ दिया जाना चाहिए।

अधिकांश मामलों में बोटुलिनम विष 6 से 9 महीने से अधिक नहीं रहेगा और इसके लिए नियमित रूप से टच-अप की आवश्यकता होगी। औसत लागत 30,000 रुपये से 1,00,000 रुपये के बीच होगी। क्या यह आपके लिए उचित है? कृपया एक मरीज के रूप में लागत-से-लाभ अनुपात का मूल्यांकन करें। इसके अलावा,

वित्तीय पहलू को एक प्रमुख विचार के रूप में रखें क्योंकि यह एक आवर्ती लागत है, शहर के आधार पर अधिकांश लोगों के लिए फिलर्स की लागत 1-2 लाख होगी।

हमेशा अपने डॉक्टर से पूछें कि कौन सा उत्पाद इंजेक्ट किया जा रहा है और कितनी मात्रा में उपयोग किया जा रहा है। ज्यादातर मामलों में, परिणाम अधिकतम 9 महीने से एक साल तक रहेंगे। इसलिए मैं फिर से इस बात पर जोर दे रहा हूं कि लागत-से-लाभ अनुपात एक प्रमुख चिंता का विषय होना चाहिए।

परीक्षण-५ (TEST – 5)

अपने डॉक्टर से पूछें कि यह उपचार, प्रक्रिया या हस्तक्षेप (INTERVENTION) कितने समय तक चलेगा, और आपको टच-अप या किसी अन्य सत्र की आवश्यकता कब होगी। दोबारा, अपनी जेब से इसका मूल्यांकन करें और प्रक्रिया में जाने से पहले लागतों की तुलना करें। इसके अलावा, अपने डॉक्टर से हमउम्र मरीज की पहले और बाद की तस्वीरें और त्वचा के प्रकार को दिखाने के लिए कहें।

यदि आपका सौंदर्य त्वचा विशेषज्ञ इन 5 परीक्षणों को पास कर लेता है, तो उन्हें नैतिक सौंदर्य त्वचा विशेषज्ञ के रूप में स्वीकार करें और आगे बढ़ें।

अध्याय – २ (CHAPTER – 2)

सही प्रक्रिया का चयन
(CHOOSING THE RIGHT PROCEDURE)

सही प्रक्रिया चुनने के लिए मेरे अनुसार नैतिक मानक

(ETHICAL STANDARDS AS PER ME FOR CHOOSING THE RIGHT PROCEDURE)

नैतिक त्वचाविज्ञान - मेरा अनुभव

(ETHICAL DERMATOLOGY – MY EXPERIENCE)

कैफेटेरिया का चुनाव

(THE CAFETERIA CHOICE)

यह शब्द परिवार नियोजन के संदर्भ में पेश किए जा रहे गर्भनिरोधक के विकल्प के लिए उपयोग किया जाता है। हालाँकि, यह सौंदर्य संबंधी त्वचाविज्ञान में भी सच है - जैसे किसी कैफे में कोई आपको नहीं बता सकता कि आपको चाय या कॉफी का ऑर्डर देना चाहिए, या सैंडविच या बर्गर खाना चाहिए, उसी तरह

हर प्रक्रिया के अपने फायदे और दुष्प्रभाव होते हैं, जो रोगी को पूरी तरह से बताया जाना चाहिए और निर्णय आपका होना चाहिए, न कि डॉक्टरों का।

मानसिक स्थिति और शोषण (THE MENTAL CONDITION AND EXPLOITATION THEREIN)

मैं हमेशा अपने सभी मरीजों को उनके बारे में अच्छा महसूस कराता हूं। मैं हमेशा उनकी सर्वोत्तम विशेषताएं सामने लाता हूं। कोई भी व्यक्ति पूर्ण नहीं होता है और एक वस्तु किसी को सुंदर लगती है वह दूसरे को बदसूरत लग सकती है, इसलिए किसी को यह न बतावें कि आप कितने अच्छे या बुरे दिखते हैं। यह सब सापेक्ष है. जॉर्ज क्लूनी को देखो; उन्हें कई बार सबसे सेक्सी पुरुषों में से एक चुना गया था और वह अपनी झुर्रियों और सफेद बालों को गर्व के साथ स्वीकार करते थे और इस प्रक्रिया में, उन्होंने इससे अरबों डॉलर कमाए हैं। इसलिए, एक नैतिक व्यवसायी के रूप में, मैं कभी भी अपने रोगियों की मानसिक कमजोरी या जटिलता का फायदा उठाकर उन्हें कोई प्रक्रिया (PROCEDURE) नहीं करता या उन्हें खुद के बारे में बुरा महसूस नहीं कराता।

बोटोक्स इंजेक्शन (बोटुलिनम टॉक्सिन)

इन्हें करना सबसे आसान है और पश्चिम में नर्सें ऐसा कर रही हैं, अधिकांश अयोग्य नीम-हकीम भी यही करते हैं। मैं इनका उपयोग शायद ही कभी करता हूं क्योंकि मुझे ये अल्पकालिक प्रभाव के लिए बहुत महंगे लगते हैं। मैं इनका उपयोग, उन व्यवसाय करने वाले लोगों के लिए करता हूं जो अपनी सुन्दर छवि

(लुक) से जीवनयापन करते हैं या जो टीवी अभिनेताओं, समाचार एंकरों और एयर होस्टेस जैसे युवा दिखने के मौजूदा रुझानों से स्वयं को बचा नहीं सकते हैं। परिवार में होने वाले अल्पकालिक उत्सव या शादी कार्यक्रम से पहले होने वाले फोटोशूट के लिए और बोटोक्स इंजेक्शन का उपयोग करने के लिए ऊब चुकी एवं जिद्दी गृहिणियों को मैं समझाता हूं कि उन्हें भविष्य में 6-9 महीने में इसे दोबारा करवाना होगा और क्रमशः इस दवा कि मात्रा बढ़ जाएगी। मैं उन्हें लेजर और ईबीडी (ऊर्जा की ओर ले जाने की वाले सिद्धांत पर आधारित उपकरण) का उपयोग भी बढ़ जावेगा मैं उन्हें सलाह देता हूं कि बोटुलिनम विष आपको एक निश्चित बिंदु से परे अप्राकृतिक दिखता है और आपको एक प्लास्टिक चेहरा देता है और युवा दिखने और आकर्षक होने का प्राकृतिक रूप और उनके व्यक्तित्व से अधिक लेना-देना है। मैं उन्हें नेटफ्लिक्स सीरीज़ देखने की सलाह देता हूं - चमकदार साम्राज्य जहां सबसे अमीर, सबसे ऊबे हुए और बिगड़ैल लोग सबसे अनुभवी और महंगे हाथों में भी फूले हुए लाश की तरह दिखते हैं। उस नकली और बेकार लुक के लिए मत जाओ।

मैंने शोध और कागजात प्रस्तुत किए हैं कि ऊर्जा आधारित उपकरण और लेजर आपकी त्वचा के प्राकृतिक कोलेजन-उत्पादक मार्गों को सक्रिय करके और आपको लागत के एक अंश पर लंबे समय तक चलने वाले और अधिक प्राकृतिक परिणाम देकर समान परिणाम प्राप्त कर सकते हैं।

फिलर्स (FILLERS)

हयालूरोनिक एसिड (एचए) फिलर्स, मैं धागे और लेजर के साथ नियमित रूप से संयमित मात्रा में करता हूं। फिर से, मैं अपने मरीज़ों को बताता हूं कि वे कितने समय तक रहेंगे जो कि 9 महीने से 1 वर्ष तक है। इनकी अति करने के दुष्परिणामों को पूरे इंटरनेट पर बहुत सारे बत्तख के होठों और फूले हुए चेहरों के साथ देखा जा सकता है।

सोखने या अवशोषित योग्य धागे (ABSORBABLE THREADS)

मैं अपने अधिकांश रोगियों में इस प्रक्रिया का उपयोग करता हूं क्योंकि प्रभाव लगभग 2 वर्षों तक रहता है और धागे के टांके स्पष्ट रूप से ऊपर उठते हैं जिसके परिणामस्वरूप कोलेजन का उत्पादन होता है जो लंबे समय तक रहता है, क्योंकि धागे के अवशोषण के दौरान भी कोलेजन का उत्पादन जारी रहता है। लागत 30,000 रुपये से 1,00,000 रुपये है और सिर्फ एक सत्र लंबी अवधि के लिए पर्याप्त है इसलिए यह सबसे अधिक समझ में आता है।

लेजर और ऊर्जा आधारित उपकरण (LASERS AND ENERGY BASED DEVICES)

मैं अपने अभ्यास में इनका सबसे अधिक उपयोग करता हूं।

मैं अपने अभ्यास के लिए केवल यूएसएएफडीए-अनुमोदित उत्पादों का उपयोग करता हूं। मैं अच्छे परिणामों का प्रबंधन करता हूं जो अंतिम होते हैं और आमतौर पर सत्रों के बीच एक महीने के अंतराल के साथ 4-5 सत्रों में सभी रोगियों में वांछित परिणाम प्राप्त होते हैं। अच्छे परिणाम द्वि-वार्षिक या त्रैमासिक आयोजित सत्रों द्वारा बनाए रखे जाते हैं।

मैं उपरोक्त के साथ सहायक के रूप में पील्स का उपयोग करता हूं, लेज़रों से डरने वाले रोगियों को छोड़कर, शायद ही कभी अकेले।

शरीर और चेहरे की कुरूपता (BODY AND FACE DYSMORPHIA)

इसे ध्यान से समझें और समझदारी से चयन करें।

यह एक ऐसी स्थिति है जिसमें रोगी को लगातार महसूस होता है कि उसके चेहरे और/या शरीर में कोई समस्या है और उसे ठीक करने के लिए वह लगातार अपने डॉक्टर से कुछ उपचार चाहता है। अधिकांश मामलों में ये समस्याएँ या तो अस्तित्वहीन होती हैं या अतिरंजित हैं। लाखों लोगों को प्रभावित करने वाली इस स्थिति के कारण झूटे होते है और इसके पीछे बहुराष्ट्रीय धन-भूखे कॉरपोरेट्स द्वारा अनैतिक विपणन ही कारण होता है। सभी चालाक और भ्रष्ट कॉस्मेटिक कंपनियाँ मरीज़ को कम आत्मविश्वासी बनाने और उन्हें यह विश्वास दिलाने के लिए मौजूद हैं कि उनके पास हमेशा कुछ न कुछ कमी है, यह बहुत हास्यास्पद है। हम, सौंदर्य त्वचा विशेषज्ञ, अगर चाहें तो इतिहास के सबसे खूबसूरत चेहरों में भी दोष ढूंढ सकते हैं। सुंदरता न केवल देखने वाले की आंखों में निहित होती है, बल्कि मेरी जानकारी के अनुसार यह स्वस्थ और स्थिर दिमाग में भी निहित होती है, इसलिए इन ठगों को यह विश्वास न दिलाएं कि आपको अपने चेहरेऔर शरीर पर कुछ न कुछ करने की निरंतर आवश्यकता है यह एक तरह की निर्भरता है और कुछ मामलों में मानसिक विकार भी है। आपको इससे लड़ना सीखना चाहिए और खुद को ऐसे विकारों से बचाने के लिए किसी एथिकल एस्थेटिक त्वचा

विशेषज्ञ से मिलना चाहिए। बहुत जल्द, हम विश्वास की मुहर के साथ अपना एथिकल डॉक्टर एसोसिएशन का शुभारम्भ करेंगे, यह मुहर केवल देश के योग्य और नैतिक त्वचा विशेषज्ञों को प्रदान की जाएगी।

इसके अलावा, इसकी निरंतरता के रूप में अध्याय 5 को भी ध्यान से पढ़ें।

अध्याय – ३ (CHAPTER – 3)

अपने नैतिक सौंदर्य त्वचा विशेषज्ञ से सही प्रश्न पूछना
(ASKING THE RIGHT QUESTIONS TO YOUR ETHICAL
AESTHETIC DERMATOLOGIST)

निम्नलिखित प्रश्न हैं, जो सभी रोगियों को अपने सौंदर्य चिकित्सक से अवश्य पूछने चाहिए:-

1. क्या जीवन के इस मोड़ पर यह प्रक्रिया मेरे लिए आवश्यक है?

    कई बार लोग साथियों के दबाव में आकर, मार्केटिंग के हथकंडों के कारण या गलत जानकारी के कारण ऐसी प्रक्रियाओं को चुन लेते हैं जिनकी उन्हें उनकी उम्र विशेष में आवश्यकता नहीं होती है। उदाहरण के लिए, 25 वर्षीय व्यक्ति के लिए एचए फिलर्स या समय से पहले लिया गया बोटोक्स उस व्यक्ति को किसी भी तरह से मदद नहीं करेगा। इसके अलावा, इससे अस्थायी नुकसान भी हो सकता है और यहां तक कि प्रक्रिया पर से विश्वास भी खत्म हो सकता है।

2. क्या प्रक्रिया (PROCEDURE) पूर्ण संकेत (ABSOLUTE INDICATION) है या सापेक्ष संकेत (RELATIVE INDICATION)?

   माइक्रो बोटोक्स, ग्लो ट्रीटमेंट, अस्थायी मेकअप, बीबी ग्लो आदि जैसे कई हथकंडे साधारण मरीज़ को बेचे जा रहे हैं। इसलिए अपने डॉक्टर से पूछें कि क्या आपको इस प्रक्रिया की आवश्यकता है और यदि हां तो किस संकेत (INDICATION) के लिए।

3. मेरी उम्र के कितने लोग ये प्रक्रियाएं (PROCEDURES) अपनाते हैं?

   आपकी उम्र के लोगों के लिए इस प्रक्रिया को अपनाने के लिए साक्ष्य-आधारित (EVIDENCE-BASED) समर्थन होना चाहिए, यदि नहीं और आप एक अग्रणी शोध कार्य (PIONEERING RESEARCH WORK) का हिस्सा हैं तो आपको यह जानने की आवश्यकता है।

4. क्या डॉक्टर स्वयं प्रक्रिया (PROCEDURE) करेगा या अन्य कोई करेगा?

   यह एक बहुत ही प्रासंगिक प्रश्न है क्योंकि यह डॉक्टर ही है जो प्रिशिक्षित है और उसने उपकरण को अपने नाम पर पंजीकृत करवाया है। इसलिए यदि कोई अन्य व्यक्ति इसका उपयोग करने जा रहा है, तो आपको यह जानना चाहिए।

5. प्रक्रिया से संबंधित जटिलताएँ, दुष्प्रभाव और प्रतिकूल प्रभाव क्या हैं?

उचित उपकरणों के साथ प्रशिक्षित एवं योग्य हाथों में अधिकांश सौंदर्य प्रक्रियाएं विश्वसनीय और सुरक्षित हैं। हालांकि कुछ मामलों में प्रतिकूल प्रभाव मौजूद होते हैं जैसे कि चेहरे के फिलर्स से रोगियों को स्थायी अंधापन भी हो जाता है, अतः आपको सभी जोखिमों के बारे में पता होना चाहिए। अपने डॉक्टर से पूछें फिर निर्णय लें।

6. क्या यह प्रक्रिया यूएसएफडीए द्वारा उस विशेष संकेत के लिए अनुमोदित है जिसके लिए इसका उपयोग किया जा रहा है?

कई बार एक लेज़र या मशीन बेहद अच्छी हो सकती है लेकिन उस काम के लिए नहीं होती जिसके लिए उसका उपयोग किया जा रहा है। उदाहरण के लिए निशान को कम करने के लिए बनाई गई लेज़र का उपयोग यदि चेहरे की टोनिंग के लिए किया जाए तो उसका उतना लाभकारी प्रभाव नहीं होगा, इसलिए कृपया यह सुनिश्चित कर लें कि किस लेज़र/मशीन का उपयोग किस संकेत के लिए किया जा रहा है और क्या वह विशेष संकेत यूएसएफडीए द्वारा अनुमोदित है।

7. प्रक्रिया के प्रत्येक सत्र के बाद प्रतिशत-वार कितने प्रतिशत सुधार देखा जाएगा?

अक्सर मैं देखता हूं कि मरीज शिकायत करते हैं कि बहुत सारा पैसा खर्च हो गया और उन्हें दूसरे क्लीनिकों में जाने

और फिर मेरे पास आने पर कोई खास परिणाम नहीं मिला। जबकि मैं उनकी पीड़ा को समझता हूं, मैं हमेशा पहले/बाद की अनुक्रमिक तस्वीरों पर जोर देता हूं और उन्हें यह भी समझाता हूं कि एक सत्र में अधिकांश प्रक्रियाओं से उनकी त्वचा के प्रकार, दैनिक दिनचर्या, व्यक्तिगत आदतों, तनाव का स्तर बाद की देखभाल आदि के अनुपालन के आधार पर 20-30% का सुधार होगा।, इसे स्पष्ट रूप से समझने की आवश्यकता है।

8. प्रक्रिया कितने समय तक चलेगी?

    हमेशा अपने डॉक्टर से पूछें कि यह प्रक्रिया वांछित परिणाम बनाए रखने में कितने समय तक मदद करेगी। बोटुलिनम टॉक्सिन 6-9 महीने, फिलर्स 9-12 महीने, थ्रेड्स 12-15 महीने तक प्रभावशील रहता है। इसलिए प्रक्रियाओं में निवेश करने से पहले जानकारी प्राप्त कर लें कि भविष्य में आपको कितने रखरखाव सत्र और बैठकों की आवश्यकता होगी।

9. क्या यह प्रक्रिया आपके लिए लागत प्रभावी (COST EFFECTIVE) है?

    कृपया अपनी जेब के अनुसार लागत-से-लाभ अनुपात की गणना करें। उन महंगी प्रक्रियाओं में निवेश न करें जिन्हें आप वहन नहीं कर सकते या ईएमआई पर निवेश नहीं कर सकते,क्योंकि,ये प्रक्रियाएं कराना किसी भी वित्तीय तनाव और तनाव लेने के लायक नहीं हैं। आप उस डॉक्टर और प्रक्रिया को चुनें जो आपके बजट और जेब

के अनुकूल हो। कभी-कभी छोटे शहरों की यात्रा करना अधिक मायने रखता है जहां समान योग्य चिकित्सक और प्रक्रियाएं कम आर्थिक दरों पर उपलब्ध हैं। मेरी प्रैक्टिस में लेज़र, बालों के लिए पीआरपी, हेयर ट्रांसप्लांट आदि के लिए पूरे भारत, विशेषकर महानगरों से मरीज़ आते हैं क्योंकि उन्हें अपने शहर बेहद महंगे लगते हैं। मेरे कई मरीज़ विदेशो से लेजर उपचार के लिए भारत आते हैं, कुछ महीनों तक रुकते हैं और फिर वापस विदेश चले जाते हैं। यूरोप और उत्तरी अमेरिका में समान प्रक्रियाओं की लागत 20-30 गुना तक है। इस विषय पर विचार किया जाना आवश्यक है।

10. प्रक्रिया के विकल्प क्या हैं और क्या वे इस क्लिनिक/इस डॉक्टर के पास उपलब्ध हैं?

हमेशा अपने डॉक्टर से अन्य प्रक्रियाओं जैसे कि कम दर्दनाक, कम आक्रामक, या कम महंगी होने के बारे में पूछें जो आपके इलाज के लिए उपलब्ध हैं। और क्या वे सभी सुभिधायें उस क्लिनिक में उपलब्ध है? अन्यथा आप एक ही आकार के सभी परिदृश्य में फंस सकते हैं।

अध्याय – ४ (CHAPTER – 4)

सही त्वचा विशेषज्ञ कैसे चुनें?

(HOW TO CHOOSE THE RIGHT DERMATOLOGIST?)

यह सबसे प्रासंगिक प्रश्न है जो अधिकांश रोगियों को अक्सर डॉक्टर से पूछना पड़ता है।

उत्तर सरल और जटिल दोनों है:

सरल उत्तर:

त्वचा विशेषज्ञ एक विशेषज्ञ होता है जो चिकित्सा में स्नातक की पढ़ाई एमबीबीएस (बैचलर ऑफ मेडिसिन एंड बैचलर ऑफ सर्जरी) करता है जिसमें एक साल की घूर्णन इंटर्नशिप (ROTETING INTERNSHIP) शामिल होती है, और फिर त्वचा विज्ञान में स्नातकोत्तर प्रशिक्षण सफलतापूर्वक पूरा करता है जो एक डिग्री या डिप्लोमा कोर्स होता है। एमडी (डॉक्टर ऑफ मेडिसिन), डीडीवी, डीवीडी (डिप्लोमा इन वेनेरोलॉजी एंड डर्मेटोलॉजी), डीएनबी (डिप्लोमा ऑफ नेशनल बोर्ड), इन डिग्रियों को प्राप्त करने के बाद डॉक्टर पहले अपना

एमबीबीएस पंजीकृत कराता है और फिर राज्य चिकित्सा परिषद में स्नातकोत्तर की डिग्री पूरी करता है। जिसमें वे अभ्यास करते हैं, इसलिए कृपया अपने त्वचा विशेषज्ञ की डिग्री और पंजीकरण की जांच करें जो आपकी त्वचा, बाल और नाखून से संबंधित सभी विकारों का इलाज करने के लिए उचित व्यक्ति है और लेजर, ईबीडी, बोटोक्स और फिलर्स आदि जैसी, सौंदर्य प्रक्रियाएं भी करता है।

एक त्वचा विशेषज्ञ एक प्लास्टिक सर्जन से भिन्न होता है जो कि उनकी अंतिम डिग्री के रूप में एमसीएच (मास्टर ऑफ चिरुर्जिया) के साथ एक सर्जिकल विशेषज्ञता है।

हाल के दिनों में जब त्वचाविज्ञान केंद्र में आ गया है और एक स्वर्णिम शाखा बन गया है तो कई अन्य अयोग्य धोखेबाज या नीम-हकीम और कई अयोग्य लोगों ने त्वचा विशेषज्ञ के रूप में अभ्यास करना शुरू कर दिया है। इसलिए नियमों के अनुसार आपके त्वचा विशेषज्ञ की डिग्री और पंजीकरण को क्लिनिक के बाहर प्रदर्शित किया जाना चाहिए और आपके शरीर के सबसे बड़े अंग जो कि आपकी त्वचा है, के लिए किसी पर भी भरोसा करने से पहले सभी विवरणों की जांच की जानी चाहिए।

जटिल उत्तर:

योग्यता भाग के अलावा, आपको निम्नलिखित बिन्दओ की जानकारी प्राप्त कर सुनिश्चित करना होगा:

1. आपके त्वचा विशेषज्ञ को किसी अनैतिक और पैसे की भूखी कॉर्पोरेट श्रृंखला का हिस्सा नहीं होना चाहिए जो अतिरिक्त आय या वेतन वृद्धि पाने के लिए, अपने लक्ष्य और लक्ष्यों को प्राप्त करने के लिए आपको कोई भी प्रक्रिया बेचने के लिए तैयार हो।

2. आपको उन त्वचा विशेषज्ञों पर भी ध्यान देना चाहिए जो अनैतिक विज्ञापनों और समर्थनों के माध्यम से झूठे और नकली वादे करते हैं।

3. आपके त्वचा विशेषज्ञ को उपचार के सभी पहलुओं का खुलासा करना चाहिए और आपके बजट के अनुसार आपको विभिन्न विकल्प प्रदान करने चाहिए। अच्छे सनस्क्रीन के एक पैक की कीमत 150 रुपये से भी कम हो सकती है, जो 15-20 दिनों तक चल सकता है, जबकि कुछ सनस्क्रीन की कीमत 4000 रुपये से भी अधिक हो सकती है। इसलिए आपके बजट और आवश्यकताओं के अनुसार सभी विकल्प उपलब्ध होने चाहिए। रोगी को त्वचा विशेषज्ञ से अपनी जेब के अनुरूप दवाएँ लिखने के लिए कहने में किसी प्रकार की शर्म महसूस नहीं करना चाहिए।

4. आपके त्वचा विशेषज्ञ को नवीनतम तकनीकों से भी अच्छी तरह वाकिफ होना चाहिए और उनके क्लिनिक में उपचार के लिए सभी आवश्यक उपकरण जैसे लेजर, पील्स, ईबीडी, इंजेक्टेबल्स, थ्रेड्स आदि उपलब्ध होने चाहिए।

यदि किसी क्लिनिक में कोई विशेष साक्ष्य-आधारित (EVIDENCE BASED) उपचार नहीं है, तो वे आपका इलाज कैसे कर सकते हैं या उसके प्रयोग की निंदा कैसे कर सकते हैं?

कई बार यह संभव होगा कि कोई चिकित्सक क्लिनिकल कोर डर्मेटोलॉजी (त्वचा रोग की बीमारियों) में महान हो, और अन्य चिकित्सक अन्य त्वचा विशेषज्ञ सौंदर्य, त्वचा विज्ञान और प्रक्रियाओं में बेहतर होगा, इसलिए तदनुसार अपने त्वचा विशेषज्ञ का चयन करें।

इसलिए यदि आप उपर्युक्त मानदंडों के आधार पर अपने त्वचा विशेषज्ञ का बारीकी से मूल्यांकन करते हैं, तो आप निश्चित रूप से अपनी त्वचा, बालों और नाखूनों को निखारने या अपनी त्वचा, बालों या नाखूनों से संबंधित बीमारियों का इलाज करने के लिए सही त्वचा विशेषज्ञ पाएंगे।

अध्याय – ५ (CHAPTER – 5)

सही लेजर, ईबीडी या अनुरूप प्रक्रिया का चयन करना
(CHOOSING THE RIGHT LASER, Ebd OR
CORRESPONDING PROCEDURE)

कौन सा लेजर, ऊर्जा आधारित उपकरण या प्रक्रिया आपके लिए सही है? आप कैसे चुनते हैं? यह अध्याय बिल्कुल इसी पहेली से संबंधित है।

1. एक रोगी के रूप में, आपको लेजर का सटीक नाम जानने का अधिकार है और यह यूएसएफडीए या केएफडीए द्वारा अनुमोदित है या नहीं (मैंने पहले भी इन प्रमाणपत्रों के महत्व को विस्तृत तरीके से समझाया है), इसलिए चिकित्सक से आपको यह जानना चाहिए कि आप पर उपयोग किए जा रहे लेजर और उपकरण का सटीक नाम क्या है और फिर उनके बारे में ऑनलाइन शोध करें।

2. रोगी को यह भी सुनिश्चित करना होगा कि जिस लेजर या उपकरण का उपयोग किया जा रहा है वह उस विशेष संकेत (PARTICULAR INDICATION) के लिए अनुमोदित

(APPROVED) है। बालों को कम करने के लिए लेज़र को यूएसएफडीए द्वारा अनुमोदित किया जाएगा लेकिन उसी लेज़र का उपयोग किसी अन्य संकेत (INDICATION) के लिए नहीं किया जाना चाहिए। इसी तरह, कुछ क्लीनिक कुछ औसत दर्जे के उपकरण दे देते हैं जिन्हें किसी विशेष संकेत को हल करने के लिए मान्यता नहीं दी जाती है। अपने आप को ऐसी चालाकी से बचाएं क्योंकि प्रत्येक विशिष्ट संकेत के लिए हमेशा एक प्रथक लेजर, ईबीडी, मशीन या प्रक्रिया होती है।

3. प्रक्रियाओं के मामले में, प्रत्येक पद्धति को हमेशा एक विशिष्ट भूमिका निभानी होती है। उदाहरण के लिए बोटोक्स - बोटुलिनम टॉक्सिन का उपयोग राईटाइड्स या झुर्रियों के लिए है, जबकि फिलर्स का उपयोग एंटी-एजिंग के लिए हैं तथा फिलिंग का उपयोग कोलेजन के नुकसान के लिए है, जबकि पीडीए और पीएलएलए थ्रेड्स लिफ्टिंग प्रभाव के लिए हैं। इसलिए इलाज कराने से पहले प्रक्रिया के वास्तविक संकेत और इसके लिए अपनी आवश्यकता को समझें।

सही प्रक्रिया का चयन (CHOOSING THE RIGHT PROCEDURE)

आपको क्या प्रश्न पूछना चाहिए.

यह बिल्कुल प्रासंगिक है कि वांछनीय परिणाम प्राप्त करने के लिए, हम जाने कि कौन सी प्रक्रिया चुननी है। जो प्रश्न पूछे जाने चाहिए वे हैं:

1. क्या यह प्रक्रिया मेरे संकेत (INDICATION) के लिए सही है?

   मतलब, आम आदमी और विपणन के संदर्भ में त्वचा की रंगत / गोरापन (TONING/WHITENING) करने के लिए, हमें राईटाइड्स (RHYTIDES) या झुर्रियों के लिए जिस लेजर या प्रक्रिया की आवश्यकता होती है, उससे पूरी तरह से अलग लेजर या प्रक्रिया की आवश्यकता होती है। लेकिन अक्सर नीम-हकीम और अनैतिक चिकित्सक तथाकथित चमक (GLOW) और झुर्रियों के लिए भी उन्ही लेज़र या प्रिक्रिया का उपयोग करते है।

2. क्या यह प्रक्रिया मेरी उम्र के हिसाब से सही है?

   कई बार कुछ प्रक्रियाओं (PROCEDURES) को ग्रेड 3 से 4 फोटोएजिंग के लिए आरक्षित किया जाता है या आरक्षित किया जाना चाहिए जो कि एक विशिष्ट आयु वर्ग के लिए है। इसलिए समझें कि आपको कौन सी प्रक्रिया (PROCEDURE) कब शुरू करनी चाहिए और अपने त्वचा विशेषज्ञ से इसके बारे में जानकारी प्राप्त की जानी चाहिए।

3. क्या लेजर/ऊर्जा आधारित उपकरण/मशीन का उपयोग सौंदर्य उत्पाद (BEAUTY PRODUCT) के रूप में या चिकित्सा उपकरण के रूप में किया जाएगा? क्या यह उस

विशेष संकेत (PARTICULAR INDICATION) के लिए यूएसएफडीए/केएफडीए द्वारा अनुमोदित है?

सस्ते चीनी लेजर थोक में आयात किए जाते हैं जो वास्तव मै बेकार, कम शक्ति वाले और गैर-कैलिब्रेटेड (NON CALIBRATED) कबाड़ के टुकड़े मात्र होते हैं जिन्हें कई ब्यूटी पार्लर और अनैतिक चिकित्सक अपने मरीजों पर उपयोग करते हैं। जबकि ये इंसानों की तो बात ही छोड़िए, प्रायोगिक प्रयोगशाला के चूहों में भी इस्तेमाल के लायक नहीं हैं, इसलिए इस्तेमाल किए जा रहे उपकरणों के बारे में अवश्य पूछें।

4. लेज़र/प्रक्रिया कौन करेगा?

पेशेवर चिकित्सा उपयोग के लिए सभी शीर्ष कंपनियों के लेजर/ऊर्जा आधारित उपकरण केवल पंजीकृत चिकित्सा व्यवसायी/त्वचा विशेषज्ञ (REGISTERD MEDICAL PRACTITIONER/DERMATOLOGIST) को बेचे जाते हैं और इनका उपयोग या तो त्वचा विशेषज्ञ द्वारा या उनकी देखरेख में किया जाना चाहिए। हालाँकि, मेरे जैसा एक नैतिक सौंदर्यवादी त्वचा विशेषज्ञ (ETHICAL AESTHETIC DERMATOLOGIST) हमेशा सभी प्रक्रियाएं स्वयं ही करेगा। मेरे पास एक महीने में 300 से अधिक प्रक्रियाओं (PROCEDURES) के साथ एक पर्याप्त मेडिकल प्रैक्टिस है, लेकिन मैं हमेशा सभी प्रक्रियाओं को स्वयं करने का प्रबंधन करता हूं, जिस दिन मैं अपनी सीमाओं को पार कर जाऊंगा, मैं तलाश करूंगा कि मेरे जैसे किसी अन्य योग्य

त्वचा विशेषज्ञ की सेवाएँ लूँ और मेरे प्रिय मरीज़ों को किसी अप्रशिक्षित/प्रशिक्षित सहायक पर भरोसा न करना, यह वह चीज़ नहीं है जिसके लिए मेरे मरीज़ों या आपको साइन अप करना चाहिए।

5. हमेशा कंपनी के ब्रोशर से नहीं, बल्कि त्वचा विशेषज्ञ द्वारा की गई प्रक्रिया की पहले/बाद की तस्वीरें मांगें और परिणामों की तुलना करने के लिए अपनी पहले/बाद की तस्वीरें भी लें।यदि उत्तर नहीं है, तो प्रक्रिया (PROCEDURES) वहाँ पर न करावें।

अध्याय – ६ (CHAPTER – 6)

अपनी त्वचा को शोषण से कैसे बचाएं: सफेद त्वचा का मुखौटा टूटा हुआ
HOW TO SAVE YOUR SKIN FROM EXPLOITATION :
THE WHITE SKIN FAÇADE BROKEN)

श्वेत व्यक्ति का अभिशाप (THE WHITE MAN'S CURSE)

यह एक ऐसा अध्याय है जो मेरे दिल के सबसे करीब है क्योंकि मैंने अपने मरीजों के सामने इसके बारे में सैकड़ों बार बात की होगी। यह ऐसा ही है जैसे मैं अपने मरीज से परामर्श के दौरान आमने-सामने बातचीत कर रहा हूं।

भारत में, ब्रिटिशों के लगभग 300 वर्षों के कुशासन के कारण अधिकांश कॉस्मेटिक कंपनियाँ गोरी त्वचा से बुरी तरह मोहित हो गई हैं और वे करोड़ों भारतीयों के बीच इस हीन भावना को घर करने में सक्षम हैं।

इसलिए आधे से अधिक बाज़ार नकली उत्पादों से भरा हुआ है जो आपकी त्वचा को गोरा बनाने का वादा करते हैं जो या तो केवल

सुगंधित मॉइस्चराइज़र हैं या निम्नतम स्तर के ब्लीचिंग एजेंट और कॉर्टिकोस्टेरॉइड हैं जो आपकी त्वचा को पतला कर सकते हैं और आपकी त्वचा को स्थायी नुकसान पहुंचा सकते हैं।

भारतीय त्वचा की हकीकत

जबकि हकीकत में भारतीय त्वचा या रंग की त्वचा सबसे वांछनीय और सबसे सुंदर मानी जाती है। उचित सनस्क्रीन का उपयोग करने और एक अच्छे त्वचा विशेषज्ञ से परामर्श करने से आपको अपनी त्वचा का सर्वोत्तम रंग प्राप्त करने में मदद मिल सकती है, न कि नकली तथाकथित गोरापन।

ट्रिपल कॉम्बिनेशन क्रीम और कॉर्टिकोस्टेरॉइड क्रीम

त्वचा की रंगत और गोरापन सुधारने के लिए बनाई गई ट्रिपल कॉम्बिनेशन क्रीम वास्तव में त्वचा के लिए जहर हैं जो निश्चित रूप से आपकी त्वचा को स्थायी रूप से नुकसान पहुंचाएंगी और टीएसडीएफ (TOPICAL STEROID DAMAGE/DEPENDENT FACE) (सामयिक स्टेरॉयड क्षतिग्रस्त/आश्रित चेहरा), त्वचा क्षीण होना या त्वचा का पतला होना, स्टेरॉयड की लत जैसी गंभीर जटिलताओं का कारण बनेगी। , हाइपरट्रिकोसिस या चेहरे पर अत्यधिक बालों का बढ़ना, मुंहासे या दाने, होठों के आसपास पेरियोरल डर्मेटाइटिस, टेलैंगिएक्टेसिया, घाव भरने में देरी, स्टेरॉयड से प्रेरित लालिमा या रोसैसिया, अल्सर, हाइपोपिगमेंटेशन या सफेद धब्बे, रिबाउंड हाइपरपिगमेंटेशन, बार-बार होने वाले फंगल संक्रमण और भी बहुत कुछ जटिलताए हो सकती है।

इसलिए कृपया किसी भी नकली विज्ञापन पर ध्यान न दें या धोखेबाज नीम-हकीमों या केमिस्टों की बात न सुनें और किसी ऐसी क्रीम को अपने चेहरे या शरीर पर न लगाएं।

सभी त्वचा विशषज्ञों द्वारा बार-बार शिकायत करने के बावजूद, सरकार ऐसी ज़हरीली क्रीमों की बिक्री रोकने में असफल है क्योंकि लालची फार्मा कंपनियों का बोलबाला है।

फंगल संक्रमण के इलाज के लिए नकली क्रीम (FAKE CREAMS TO TREAT FUNGAL INFECTIONS)

बिना त्वचा विशेषज्ञ के प्रिस्क्रिप्सन के मेडिकल स्टोर्स से स्टेरॉयड युक्त क्रीम दी जाती हैं जो साधारण फंगल संक्रमण को जटिल बना देती हैं और पूरे शरीर में फैलकर उन्हें व्यापक बना देती हैं। इन फंगल संक्रमणों का इलाज करना मुश्किल हो जाता है और टिनिया इनकॉग्निटो जैसी स्थितियों का सामना करना पड़ता है। तो अपनी त्वचा को ऐसी चालाकी और दुर्व्यवहार से बचाएं। यदि आप किसी भी प्रकार के संक्रमण से पीड़ित हैं तो अपने त्वचा विशेषज्ञ से परामर्श लें क्योंकि अब भारत में प्रदूषित वातावरण के कारण फंगल संक्रमण आम होता जा रहा है।

और फिर, सरकार सभी त्वचा विशेषज्ञों की बार-बार की गई शिकायतों पर ध्यान न दे पाने के कारण और लालची फार्मा कंपनियां हावी हो जाती हैं।

मीडिया सर्कस और ब्रांड एंबेसडर (THE MEDIA CIRCUS AND BRAND AMBASSADORS)

मैं हमेशा अपने मरीज़ों से कहता हूं कि वही अभिनेता/अभिनेत्री जो एक सीज़न में एक विशेष घटक के साथ एक क्रीम या फेसवॉश बेच रहे हैं, अगले सीज़न में एक और पूरी तरह से विविध उत्पाद के उपयोग की वकालत करते हुए दिखाई देंगे, जैसा कि मजाक में कहा जाता है कि अब एक गरीब आदमी की खाने की टेबल पर उपलब्ध फल और खाद्य पदार्थों की मात्रा की तुलना में, एक अमीर आदमी की खाद्य टेबल पर फल और खाद्य पदार्थों के स्थान पर अधिक मात्रा में क्रीम/सौन्दर्य पदार्थ/दवाइयाँ रखी होती हैं।

इसलिए इन लोगों पर वकालत विश्वास न करें जो बड़ी बहुराष्ट्रीय कंपनियों द्वारा बनाए गए उत्पादों को बेचते हैं, जिसका अधिकांश धन विपणन में खर्च होता है, न कि वास्तविक उत्पाद में, जबकि वास्तविक उत्पाद का लागत मूल्य सस्ता होता है और उस उत्पाद में किसी भी सक्रिय घटक की मात्रा भी कम होती है।

ब्यूटी पार्लर, अर्ध-स्थायी मेकअप और गैर-साक्ष्य-आधारित उपचार।

(BEAUTY PARLOURS, SEMI-PERMANENT MAKE-UP AND NON-EVIDENCE BASED TREATMENTS)

फेशियल मूल रूप से एक प्रकार की चेहरे की मालिश है जिसका उद्देश्य चेहरे की मांसपेशियों की निरंतर गति के कारण जमा हुए मेटाबोलाइट्स से चेहरे को राहत देना है। हालाँकि, अधिक पैसा कमाने के लिए, बेईमान लोगों ने फेशियल के माध्यम से चमत्कारिक इलाज और त्वचा की चमक बढ़ाने वाले उपचारों का विज्ञापन करना शुरू कर दिया है। इसके अलावा, मेडिकेटेड फेशियल फिर से एक बड़ा धोखा है क्योंकि इनमें सक्रिय घटक

की समान डिलीवरी के लिए उचित वाहन या संपर्क समय की कमी होती है, जिसका अर्थ है कि यह आपकी त्वचा पर कुछ भी अच्छा पहुंचाने या कोई अच्छा प्रभाव पैदा करने के लिए न तो उचित तरीका है और न ही उचित चैनल है। इसके विपरीत, अधिकांश फेशियल में ब्लीचिंग एजेंटों का उपयोग किया जाता है जो अस्थायी रूप से आपकी त्वचा को चमकदार बनाते हैं लेकिन बाद में स्थायी क्षति और यहां तक कि रंजकता का कारण बनते हैं।

अमोनिया, पीपीडी और अन्य हानिकारक रसायनों युक्त अधिकांश हेयर डाई आपके बालों के फाइबर को नुकसान पहुंचाते है और आपके सिर की त्वचा और बालों पर एलर्जी/ परेशान प्रतिक्रियाएं भी पैदा करते है।

बालों को इस्त्री करना और केराटिन ट्रीटमेंट आदि जैसे रसायन के उपयोग से भी आपके बालों को स्थायी रूप से नुकसान पहुंचता है और बड़े पैमाने पर बाल झड़ने लगते हैं।

बीबी ग्लो, आईवी ड्रिप, हाइड्राफेशियल आ\दि जैसे गैर-सिद्ध उपचारों की एक दीर्घ सूची पूरी तरह से गैर-साक्ष्य-आधारित है जबकि पहले से उपलब्ध अत्याधुनिक लेजर और ईबीडी प्रोटोकॉल उपलब्ध है जिनकी सफलता से सभी परिचित है एवं उनके पीछे सहकर्मी-समीक्षित शोध पत्र (PEER-REVIEWED RESEARCH PAPERS) हैं।

तो इन नकली सेटअपों से मूर्ख मत बनो। वे पहले आपके पैसे ठगेंगे, फिर आपकी त्वचा को नुकसान पहुंचाएंगे और आपके मानसिक शांति को भी छीन लेंगे।

नकली और झूठे वादों के साथ अतिरंजित प्रक्रियाओं(OVERRATED PROCEDURES) को अपनाने से आपकी त्वचा/बालों को स्थायी रूप से नुकसान पहुचेगा। अतः कुछ करने से पहले , अपने योग्य त्वचा विशेषज्ञ से परामर्श अवश्य लें।

अध्याय – ७ (CHAPTER – 7)

नकली/ढोंगी डॉक्टर की पहचान: नीम हकीम
(IDENTIFYING FAKE / IMPOSTER DOCTOR : THE QUACK)

एक धोखेबाज डॉक्टर या झोलाछाप डॉक्टर वह व्यक्ति होता है जो उचित डिग्री और पंजीकरण के बिना प्रैक्टिस करता है या जिसके पास किसी अन्य क्षेत्र में डिग्री है लेकिन फिर भी वह किसी अन्य क्षेत्र में क्रॉस-प्रैक्टिस करता है।

हम सभी क्षेत्रों के डॉक्टरों का बहुत सम्मान करते हैं जो अपने प्रशिक्षण के क्षेत्र में अभ्यास करते हैं इसलिए आयुर्वेद, होम्योपैथी, यूनानी या दंत चिकित्सा के अपने क्षेत्र में अभ्यास करने वाले चिकित्सक की हमेशा सराहना की जाएगी।

हालाँकि, आपको ऐसे कई गैर-योग्य लोग मिलेंगे जो या तो बिना किसी डिग्री के या आयुर्वेद, होम्योपैथी आदि में डिग्री के साथ एलोपैथिक दवाएं लिखते हैं और उनमें से अधिकांश त्वचाविज्ञान में अभ्यास करने की कोशिश करते हैं क्योंकि उन्हें लगता है कि उनके उपचार से वे मरीज को कम नुकसान पंहुचा सकते हैं।

परन्तु उन मूर्खों को यह एहसास नहीं है कि त्वचा शरीर का सबसे बड़ा अंग है और यह न केवल शारीरिक और मानसिक दोनों तरह से स्थायी क्षति पहुंचा सकती है बल्कि एसजेएस और टीईएन जैसी कुछ स्थितियों का कारण भी बन सकती है जिससे मृत्यु हो सकती है।

भारत में किसी भी उपभोक्ता अदालत द्वारा दिया गया अब तक का सबसे अधिक मुआवजा त्वचा रोग के गलत निदान और समय पर इलाज नहीं होने के कारण रोगी की दुखद मृत्यु के कारण हुई मौत के मामले में है।

चिकित्सा क्षेत्र में प्रवेश परीक्षाओं में, अधिकांश छात्र एलोपेथी को चुनते है और जब वे लोग एमबीबीएस या एलोपैथी प्रणाली में उत्तीर्ण नहीं हो पाते तब वे ही अन्य शाखाओं को चुनते हैं, जबकिअसफल छात्र या कई लोग धोखेबाज़ के रूप में एलोपेथी चिकित्सकों का अनुकरण करने की कोशिश करते हैं।

इसलिए आपकी त्वचा का इलाज करने की कोशिश करने वाले, किसी भी गैर-एलोपैथिक डॉक्टर या गैर-योग्य झोलाछाप डॉक्टर पर भारतीय दंड संहिता के तहत मामला दर्ज किया जाना चाहिए और जेल भेजा जाना चाहिए।

ऐसे धोखेबाजों के खिलाफ पुलिस में शिकायत/एफआईआर दर्ज करें और उन्हें जेल भेजें।

अध्याय – ८ (CHAPTER – 8)

क्या महानगर और बड़े शहर सचमुच बेहतर हैं?
(ARE METROS AND BIG CITIES REALLY BETTER)

क्या बड़े और अच्छे त्वचा विशेषज्ञ सिर्फ बड़े शहरों में ही रहते हैं?

कई मरीज़ मुझसे पूछते हैं: डॉक्टर, आप जबलपुर में क्या कर रहे हैं? आप मुंबई या दिल्ली में क्लिनिक क्यों नहीं खोलते?

खैर, इसका उत्तर बहुत लंबा है और इस पुस्तक के दायरे से परे है, शायद किसी अन्य संस्करण में। हालाँकि, प्रासंगिक उत्तर यह होगा कि शहर का आकार आपके त्वचा विशेषज्ञ की प्रतिभा या क्षमता तय नहीं करता है।

सर्वोत्तम उपचार और अनुसंधान प्रदान करने वाले कुछ सर्वश्रेष्ठ त्वचा विशेषज्ञ टियर 2 और 3 टियर (TIER) शहरों में रहते हैं। वे सभी अत्याधुनिक लेजर और उपकरणों के साथ बड़े और बेहतर क्लीनिकों का दावा करते हैं।

महानगरों में प्रैक्टिस करने वाले त्वचा विशेषज्ञों से कुछ भी छीनने की जरूरत नहीं है, कुछ बेहतरीन और बड़े नाम वहीं से आते हैं।

हालाँकि, इसके साथ ही महानगरों में चतुराई और झूठी मार्केटिंग भी उच्चतम स्तर की होती है।

मेरे जैसे कई लोग गर्व से कहते हैं कि हम दुनिया के किसी भी हिस्से में नवीनतम और सर्वोत्तम उपचार प्रदान करते हैं, चाहे वह न्यूयॉर्क, लॉस एंजेलिस या लंदन हो, मुंबई या दिल्ली को तो छोड़ ही दें।

इसलिए इस पुस्तक के पिछले अध्यायों को पढ़ना उचित है और फिर अपने त्वचा विशेषज्ञ को यह तय करना चाहिए कि वे किस शहर से हैं, इससे कोई फर्क नहीं पड़ता।

अध्याय – ९ (CHAPTER – 9)

सोशल मीडिया बैंडवैगन फेसबुक, इंस्टाग्राम और गूगल विज्ञापनों को कैसे डिकोड और तय करें
HOW TO DECODE AND DECIDE THE SOCIAL MEDIA BANDWAGON FACEBOOK, INSTAGRAM AND GOOGLE ADS.)

जहाँ इंटरनेट, सर्च इंजन और सोशल मीडिया जो हम सभी को एकजुट करने के लिए एक वरदान के रूप में कार्य करते हैं, और पूरी संभावना है कि इस पुस्तक के संदेश को फैलाने का माध्यम भी होंगे, इसके विपरीत गलत जानकारी और भ्रामक सामग्री को विस्तार करने का सबसे बड़ा स्रोत बन सकते हैं।

फेसबुक, इंस्टाग्राम और गूगल पर मौजूद सभी विज्ञापन सत्यापित नहीं हैं और न ही वाहक उनके लिए कोई जिम्मेदारी लेते हैं।

ये सोशल मीडिया वेबसाइटें नीम-हकीमों और ढोंगियों के लिए अपनी नकली और झूठी प्रथाओं को बढ़ावा देने का सबसे बड़ा स्रोत बन गई हैं।

इसलिए कृपया सोशल मीडिया पर किसी भी सामग्री या विज्ञापन पर आंख मूंदकर भरोसा न करें, पूर्ण विवेक का उपयोग किया जाना चाहिए और सभी दावों को सत्यापित किया जाना चाहिए, और सिर्फ इसलिए कि कोई व्यक्ति फेसबुक, इंस्टाग्राम या गूगल पर विज्ञापन दे रहा है, वह उन्हें योग्य त्वचा विशेषज्ञ नहीं बनाता है। आईएमए इन भ्रामक प्रथाओं के खिलाफ जल्द ही मध्य प्रदेश के जबलपुर उच्च न्यायालय में मामला दायर करने की योजना बना रहा है।

यहां तक कि हर शहर में पहले त्वचा विशेषज्ञ या शहर के सर्वश्रेष्ठ त्वचा विशेषज्ञ की खोज के स्थान भी बिक्री के लिए होते हैं और सबसे ऊंची बोली लगाने वाले के पास जाते हैं और पूरी तरह से गैर-भरोसेमंद होते हैं।

हम, नैतिक सौंदर्य त्वचा विशेषज्ञ, अपने अधिकांश वफादार और वफ़ादार मरीज़ों को केवल मौखिक रूप से प्राप्त करते हैं, विज्ञापन या चालबाज़ियों के माध्यम से नहीं।

जब भी आप कोई फेसबुक विज्ञापन, इंस्टाग्राम प्रमोशन, गूगल विज्ञापन या कोई सोशल मीडिया विज्ञापन देखते हैं जो आपको लगता है कि ये सच हो सकता है, और जब मैं आपको बताता हूं कि यह संभवतः एक धोखा साबित होगा, यानी असत्य, गलत और भ्रामक होगा, तो मुझ पर विश्वास करें। .

कई बहुराष्ट्रीय कंपनियाँ, विकासशील और अविकसित देशों में कमजोर नियामक नीतियों का फायदा उठाती हैं और न केवल झूठे दावे करती हैं बल्कि ऐसी दवाएँ और पदार्थ भी बेचती हैं जो अधिकांश विकसित देशों में मानव उपयोग/उपभोग के लिए

प्रतिबंधित हैं। एक टैबलेट नोवलगिन (NOVALGIN) जिसे पश्चिमी दुनिया में प्रतिबंधित कर दिया गया था, उसके बाद अनेक वर्षों तक एक बहुराष्ट्रीय कंपनी द्वारा बेचा गया जब तक कि मामला अधिकारियों द्वारा नहीं देखा गया।

कई कंपनियां अपने उत्पादों को परोक्ष तरीके से प्रचारित करने के लिए डॉक्टरों का भी उपयोग कर रही हैं (छद्म विपणन), लेकिन कोई भी त्वचा विशेषज्ञ त्वचा संबंधी स्थितियों के इलाज के लिए ओवर-द-काउंटर या स्वयं-निर्मित किट का समर्थन नहीं करेगा। आपकी त्वचा, बाल या शरीर को त्वचाविज्ञान के दृष्टिकोण से बेहतर दिखाने का नैतिक तरीका।

इसलिए कृपया नकली प्रचार विज्ञापनों के शिकार होने से पहले अपने योग्य नैतिक सौंदर्य त्वचा विशेषज्ञ से ऐसे सभी विज्ञापनों पर चर्चा करें।

अध्याय – १० (CHAPTER – 10)

युवा जीवंत त्वचा विशेषज्ञ बनाम वरिष्ठ अनुभवी हाथ
(THE YOUNG VIBRANT DERMATOLOGIST vs THE SENIOR EXPERIENCED HAND)

अक्सर मेरे मरीज़ों ने मुझे बताया है कि वे इस दुविधा में हैं कि किस पर भरोसा किया जाए - एक वरिष्ठ त्वचा विशेषज्ञ जिसके क्लिनिक में भारी भीड़ जमा होती है या एक युवा त्वचा विशेषज्ञ जिसके पास अधिक समय और शायद अधिक अद्यतन प्रशिक्षण (UPTO DATE TRAINING) है।

खैर, इस जटिल प्रश्न का एक सरल उत्तर है कि जब एथिकल एस्थेटिक डर्मेटोलॉजी की बात आती है तो उम्र कोई मायने नहीं रखती।

जैसा कि संशोधित कहावत है: अभ्यास मनुष्य को परिपूर्ण नहीं बनाता, बल्कि उत्तम अभ्यास मनुष्य को परिपूर्ण बनाता है।

इसलिए यदि कोई त्वचा विशेषज्ञ निर्धारित नैतिक प्रोटोकॉल के अनुसार कोई प्रक्रिया करता है और सभी मानकों का पालन करता

है, तो उसे हर बार वांछनीय परिणाम मिलेंगे। हालाँकि, यदि दिन-प्रतिदिन गलत प्रथाओं का पालन किया जाता है, तो आपको गलत प्रथाओं के संचय से उसी प्रकार का गलत परिणाम मिलेगा।

इसलिए वास्तव में इससे कोई फर्क नहीं पड़ता कि आपके त्वचा विशेषज्ञ की उम्र क्या है, हालांकि, किसी भी उम्र में आपके त्वचा विशेषज्ञ का यह दायित्व है कि वह आपकी स्थिति/बीमारी के बारे में विस्तार से बताए, आपके सभी वैध प्रश्नों का उत्तर दे और ठीक से समझाए।

आपको सुझाए गए उपचार के विकल्प और नवीनतम मानदंडों के अनुसार, आपका नुस्खा(PRESCRIPTION)अधिमानतः मुद्रित (PREFERABLY PRINTED) होना चाहिए या कम सेकम कम सुपाठ्य बड़े अक्षरों में लिखा होना चाहिए।

कई बार किसी ऐसे व्स्त त्वचा विशेषज्ञ से आपको मिलने के लिए घंटों इंतजार करने का कोई मतलब नहीं होता है, जो आपको 3 मिनट की लापरवाही भरा समय देगा, इसलिए अपने त्वचा विशेषज्ञ को बहुत समझदारी से चुनें।

नैतिक सौंदर्य त्वचा विशेषज्ञ को चाहिए:

1. मरीजों को उनके आने के समय या मेडिकल ट्राइएज (MEDICAL TRIAGE) के आधार पर देखने की एक उचित प्रणाली रखें, जिसका अर्थ है कि तीव्र, दर्दनाक या जीवन-घातक स्थितियों वाले मरीजों को पहले देखा जाएगा, अन्यथा जो भी पहले आए उसे पहले देखा जाना चाहिए।

2. एथिकल त्वचा विशेषज्ञ के पास रिसेप्शन पर एक निर्धारित शुल्क स्पष्ट रूप से प्रदर्शित होता है। यदि आपका त्वचा विशेषज्ञ आपसे पूर्व में आये मरीजो को देखेने से पहले, आपसे मिलने के लिए अधिक शुल्क लेता है तो यह न केवल अनैतिक है बल्कि गैरकानूनी भी है, आप कानूनी तौर पर भी उनके खिलाफ शिकायत कर सकते हैं।

3. अधिकांश नैतिक त्वचा विशेषज्ञों के पास वॉक-इन रोगियों को देखने के लिए अलग-अलग समय तय रहता है और पहले से बुक की गई नियुक्तियों के लिए अलग-अलग समय तय होगा और यह उचित है।

4. नैतिक त्वचा विशेषज्ञ सबसे पहले एक गंभीर मामले को देखेंगे और मेडिकल ट्राइएज प्रणाली (MEDICAL TRIAGE SYSTEM) का पालन करेंगे। यदि आपका त्वचा विशेषज्ञ एक ही दिन में किसी गंभीर स्थिति या अन्य स्थिति को देखने में बहुत व्स्त है तो इसे बदलने का समय आ गया है। आप मरीज़ों को इंतज़ार नहीं करवा सकते, और यदि आपके पास बहुत सारे मरीज़ हैं तो या तो मदद लें या उन्हें मना कर दें।

5. सभी नैतिक सौंदर्य त्वचा विशेषज्ञ केवल वही प्रक्रियाएँ और तकनीकें निष्पादित करेंगे जिनमें वे प्रशिक्षित हैं। इसलिए फिर से आपके त्वचा विशेषज्ञ के प्रशिक्षण का मूल्यांकन नितांत आवश्यक है।

अध्याय – ११ (CHAPTER – 11)

लाइब्रेट, प्रैक्टो, 1 एमजी आदि जैसे ऑनलाइन प्लेटफ़ॉर्म क्या वे भरोसेमंद हैं और क्या वे किसी उपयोगी हैं?
(ONLINE PLATFORMS LIKE LYBRATE,PRACTO,1MG ETC. ARE THEY TRUST-WORTHY AND ARE THEY OF ANY USE?)

यह एक ऐसा अध्याय है जो फिर से मेरे दिल के बहुत करीब है और इस अध्याय को लिखने से पहले, हम आईएमए शहर शाखा में जस्ट डायल, प्रैक्टो, लाइब्रेट आदि जैसे ऑनलाइन प्लेटफार्मों को अदालत में ले जाने की प्रक्रिया में भी हैं। हमने उन्हें पहले ही कानूनी नोटिस जारी कर दिया है। यहां आपके प्रति उनके द्वारा दिखाए गए आपराधिक व्यवहार का एक बिंदुवार विवरण दिया गया है:

1. हर शहर में शीर्ष स्थान बिक्री के लिए है, वे कोई पृष्ठभूमि की जांच नहीं करते हैं, कोई प्रतिभा मूल्यांकन नहीं करते हैं, और यहां तक कि डिग्री भी नहीं देखी जाती है, इसलिए विशेषज्ञता के किसी भी क्षेत्र का कोई भी डॉक्टर केवल

भुगतान करके खुद को विज्ञापित कर सकता है, मान लीजिए कि मुंबई में सबसे अच्छा त्वचा विशेषज्ञ है। इन वेबसाइटों और ऑनलाइन रोगी प्रबंधन पोर्टलों के लिए मासिक/वार्षिक शुल्क निर्धारित किया गया है। डॉक्टरों और उनके संघों द्वारा बार-बार याद दिलाने के बावजूद, ऐसी वेबसाइटें/ऐप्स/विज्ञापन कंपनियां कोई ध्यान नहीं देती हैं और लाखों रोगियों के जीवन और उपचार के साथ खिलवाड़ करती हैं। तो आपका परामर्श वस्तुतः उच्चतम बोली लगाने वाले को गिरवी रखा जा रहा है।

2. उनका स्टार सिस्टम फिर से प्रबंधित हो गया है, फिलहाल भारत में एकमात्र विश्वसनीय मान्यता निकाय एनएबीएच (अस्पतालों और स्वास्थ्य सेवा प्रदाताओं के लिए राष्ट्रीय प्रत्यायन बोर्ड) है। तो बस उस लोगो को विश्वास के संकेत के रूप में देखें। इन प्लेटफार्मों पर तथाकथित फाइव-स्टार रेटिंग केवल भुगतान करके खरीदी जाती है और कुछ नहीं।

3. यदि आप शीर्षक - "अपने शहर में सर्वश्रेष्ठ त्वचा विशेषज्ञ" खोजते हैं, तो आपको खोज परिणाम श्रेणी में कई आयुर्वेदिक चिकित्सक, दंत चिकित्सक, होम्योपैथ और अन्य लोग सूचीबद्ध मिलेंगे, जबकि "त्वचा विशेषज्ञ" शब्द एलोपैथी स्नातकोत्तर के लिए आरक्षित है। एमबीबीएस चिकित्सकों के बाद, मैं पहले ही पिछले अध्यायों में इसके बारे में विस्तार से बता चुका हूं। इन भ्रष्ट और पैसे के भूखे लोगों को कोई परवाह नहीं है। वे हर उस टॉम, डिक और हैरी को एक ही श्रेणी में रखते हैं जो उन्हें भुगतान करने के लिए तैयार है, इसलिए इन खोज परिणामों पर रत्ती भर भी भरोसा न करें।

4. टिप्पणियाँ, समीक्षाएँ आदि अधिकतर नकली होती हैं और डॉक्टर के रिश्तेदार या ये वेबसाइटें भुगतान करने को तैयार, किसी भी व्यक्ति की विश्वसनीयता बढ़ाने के लिए, अपने लोगों और बाट्स (BOTS) को काम पर रखती हैं।

5. इनमें से कई वेबसाइटें सीधे या तीसरे पक्ष के विक्रेताओं द्वारा नकली दवाओं की बिक्री की अनुमति देने की दोषी भी हैं और उन पर कानून द्वारा मामला दर्ज किया गया है। वे निःशुल्क परामर्श देते हैं और दवाएँ लिखते हैं। मरीज को यह भी पता नहीं चलता कि उन्हें कौन देख रहा है और ऐसे डॉक्टरों की योग्यता क्या है। कई बार वे केवल पिछले नुस्खे को फिर से भरने के लिए, या विशेषज्ञ के मूल नुस्खे को कॉपी-पेस्ट करने के लिए एक ही एमबीबीएस डॉक्टर को त्वचा विशेषज्ञ, हृदय रोग विशेषज्ञ, पल्मोनोलॉजिस्ट आदि के रूप में पेश करते हैं। इसलिए इन फर्जी वेबसाइटों पर बिल्कुल भी भरोसा न करें।

अध्याय – १२ (CHAPTER – 12)

त्वचाविज्ञान में ऑनलाइन परामर्श और कृत्रिम बुद्धिमत्ता
ONLINE CONSULTATIONS AND ARTIFICIAL
INTELLIGENCE IN DERMATOLOGY)

ऑनलाइन परामर्श (ONLINE CONSULTATIONS)

किसी भी प्रक्रिया को पूरा करने और उचित जांच के लिए शारीरिक उपस्थिति का कोई विकल्प नहीं है।

एथिकल एस्थेटिक डर्मेटोलॉजी एक कला और विज्ञान दोनों है और इसमें अपेक्षा संरेखण (EXPECTATION ALIGNMENT) के साथ एक मानसिक कंडीशनिंग (MENTAL CONDISTIONING) घटक भी शामिल है जिसे ऑनलाइन द्वारा संतोषजनक ढंग से प्राप्त नहीं किया जा सकता है।

कोविड-19 का समय भयावह था और हम सभी ने जीवित रहने के प्रयास करने में अपने-अपने तरीके से अपनाये, और लॉकडाउन के कारण ऑनलाइन परामर्श में भारी वृद्धि हुई। हालाँकि, कोविड-19 की लहर अपने चरम स्थिति में फैली थी,

मैं मरीजों और यहां तक कि साथी डॉक्टरों की जान बचाने में सक्रिय रूप से शामिल था। चूँकि मैं 50 बिस्तरों वाले मल्टी-स्पेशियलिटी अस्पताल का चिकित्सा निदेशक भी हूँ और उस समय जबलपुर हॉस्पिटल एसोसिएशन का महासचिव और इंडियन मेडिकल एसोसिएशन जबलपुर का अध्यक्ष भी था। कोविड लहरों के दौरान किए गए अभूतपूर्व कार्यों के कारण मुझे इन दोनों पदों के लिए चुना गया।

इसलिए ऑनलाइन परामर्श की परिस्तिथियां अपने चरम पर थी और , मेरे पास अपने बाहरी मरीजों के लिए समय नहीं था, लेकिन बाद में मैंने उन मरीजों को समायोजित करने का एक तरीका निकाला, जिन्हें मैंने कम से कम एक बार व्यक्तिगत रूप से देखा है या जिन पर मैंने कुछ प्रक्रिया(PROCEDURE) की है।

इसलिए मेरी राय में ऑनलाइन परामर्श को उन रोगियों के मामलों के फॉलो-अप के लिए आरक्षित किया जाना चाहिए जिन्हें हमने व्यक्तिगत रूप से देखा है और उनकी स्थिति/बीमारी का अच्छा निदान किया है।

मैं अपने सभी ऑनलाइन नुस्खों पर स्पष्ट रूप से लिखता हूं कि "ऑनलाइन परामर्श व्यक्तिगत मुलाकात का विकल्प नहीं है, कृपया जितनी जल्दी हो सके क्लिनिक पर व्यक्तिगत मुलाकात हेतु आएं।"

अधिकांश त्वचा विशेषज्ञ इस संबंध में मुझसे सहमत हैं और ऑनलाइन परामर्श को व्यक्तिगत मुलाकात के विकल्प के रूप में नहीं मानते हैं, हालांकि यदि आपके पास व्यक्तिगत रूप से त्वचा

विशेषज्ञ तक पहुंच नहीं है तो ऑनलाइन सलाह लेना एक अच्छा विचार है।

कृत्रिम बुद्धिमत्ता (ARTIFICIAL INTELLIGENCE)

कई त्वचा विशेषज्ञ और नेट-सेवी रोगी हमसे ऑनलाइन आर्टिफिशियल इंटेलिजेंस के बारे में पूछते हैं जो मूल रूप से आपके रोग, त्वचा रोग या स्थिति के घाव की तस्वीरें हैं जो आपके इतिहास के साथ संयुक्त हैं, संदर्भ चित्रों के साथ एक कंप्यूटर प्रोग्राम आधारित प्रणाली यह तय करने में मदद करेगी कि सटीक निदान क्या है और आप क्या उपचार करेंगे या लेना चाहिए।

अब, यह बहुत दिलचस्प लगता है और एक विज्ञान कथा कथानक की तरह है और इस संबंध में उचित शोध एक बुरा विचार नहीं है, लेकिन मेरी राय में भारत में जिस तरह की आबादी है और त्वचा के प्रकारों में हम जो विविधता देखते हैं, उसे देखते हुए, इस तरह की सेवा बहुत दूर की कौड़ी लगती है और किसी भी अन्य चीज़ की तुलना में डींगें हांकने और दिखावा करने के लिए अधिक है। त्वचा विशेषज्ञों के बीच हम सभी इस बात का मज़ाक उड़ाते हैं कि एक बार एक कृत्रिम बुद्धिमत्ता सॉफ़्टवेयर ने मेलास्मा का गलत निदान कर दिया था जो कि एक गैर-संक्रामक (NON INFECTIVE) बीमारी है।

रंजकता से संबंधित (PIGMENTATION RELATIVE) रोग से लेकर टिनिया (TINEA) या एक संक्रामक फंगल संक्रमण की बीमारी होती है, तो कल्पना करें कि यदि इस रोगी को पूरी तरह से गलत निदान वाली स्थिति के साथ उपचार दिया गया होता तो मरीज का क्या होता।

इस संबंध में भारतीय कानून अभी अस्पष्टता में हैं; आर्टिफिशियल इंटेलिजेंस सॉफ्टवेयर को लाइसेंस कौन देता है और यदि चीजें गलत हो जाती हैं और विनाशकारी परिणाम सामने आते हैं तो उस गलती के लिए किसे जिम्मेदार ठहराया जाता है?

अध्याय – १३ (CHAPTER – 13)

नैतिक अपेक्षा संरेखण

(ETHICAL EXPECTATION ALIGNMENT)

प्रत्याशा संरेखण क्या है: (WHAT IS EXPECTATION ALIGNMENT)

अक्सर मरीज़ ऑनलाइन मार्केटिंग प्रचार से प्रभावित होकर या कॉरपोरेट्स के घमंडी दावों पर विश्वास करके झूठी उम्मीदें रखते हैं कि किसी प्रक्रिया (PROCEDURE) के परिणाम क्या होंगे।

इसलिए रोगी को किसी भी प्रक्रिया या उपचार से उनकी अवास्तविक अपेक्षाओं के बारे में शिक्षित करना और फिर उन्हें वास्तविकता में क्या अपेक्षा करनी चाहिए, इसके बारे में सूचित करना, जिसे मैं अपेक्षा संरेखण (EXPECTATION ALIGNMENT) के रूप में वर्णित करूंगा।

नैतिक अपेक्षा संरेखण (ETHICAL EXPECTATION ALIGNMENT)

नैतिक सौंदर्य त्वचा विशेषज्ञ न केवल आपको जमीनी हकीकत से अवगत कराएंगे बल्कि सुधार की संभावनाएं और प्रतिशत

की जानकारी भी प्रदान करेंगे। उदाहरण के लिए एक अध्ययन के अनुसार, अंतर्वर्धित नाखून सर्जरी(INGROWN TOENAIL SURGERY) से गुजरने वाले 17 प्रतिशत रोगियों में इस बीमारी की पुनरावृत्ति हो सकती है और सर्जरी की आवश्यकता दोबारा हो सकती है।

बोटुलिनम टॉक्सिन (बोटॉक्स) के परिणाम समग्र रूप से 6 महीने से अधिक समय तक नहीं रहेंगे और उन्हें निश्चित रूप से दोबारा करने की आवश्यकता होगी।

इसी तरह, बालों के झड़ने से निपटने के लिए पीआरपी थेरेपी या प्लेटलेट-समृद्ध प्लाज्मा थेरेपी (PLATELET-RICH PLASMA THEREAPY)के लिए अधिकांश व्यक्तियों में रखरखाव सत्र की आवश्यकता होगी।

लेज़र हेयर रिडक्शन (LASER HAIR REDUCTION) का मतलब अनचाहे बालों को कम करना है और जरूरी नहीं कि उन्हें पूरी तरह से हटा दिया जाए, और निश्चित रूप से रोगी को रखरखाव सत्र (MAITENANCE SESSIONS) की आवश्यकता होगी, और यदि मरीज में हार्मोनल असंतुलन मौजूद है, तो वांछनीय परिणामों के लिए उसे इस समस्या का निदान उचित समय पर ठीक करना होगा।

तो रोगी को सटीक रूप से समझाने से निम्नलिखित अपेक्षा संरेखण (EXPECTATION ALIGNMENT) का एक अनिवार्य हिस्सा (ESSENTIAL PART) बन जाएगा:-

1. उन मामलों के अनुमानित प्रतिशत में प्रक्रिया/लेजर या उपचार के एक सत्र से अपेक्षित परिणामों की अनुमानित मात्रा, जिनमें ऐसे परिणाम देखे जाते हैं।

2. इसके अलावा इसका भी उल्लेख किया जाना चाहिए कि कौन सी स्थितियाँ, इन परिणामों को प्राप्त करने में बाधा उत्पन्न कर सकती हैं।

3. अनुशंसित सत्रों (RECOMMENDED SESSIONS) की कुल संख्या और अंत तक उपचार की कुल लागत के साथ, न्यूनतम कितने सत्रों की आवश्यकता होगी।

4. अंतिम सत्र के बाद ये परिणाम कितने समय तक रहेंगे और क्या रखरखाव सत्र (MAITENANCE SESSIONS) की आवश्यकता होगी? और यदि हां, तो किस अंतराल (INTERVALS) पर?

5. उपचार के दौरान रोगी को कौन से पूरक उपचार (SUPPLEMEMNTARY TREATMENT) और उत्पादों (PRODUCTS) का उपयोग करने की आवश्यकता होगी, साथ ही उसकी लागत और विवरण भी।

ये वे बिंदु हैं जो मैं अपने सभी सौंदर्य त्वचाविज्ञान रोगियों को किसी लेजर/प्रक्रिया या उपचार करने के लिए ले जाने से पहले समझाता हूं और यदि मरीज की अपेक्षाएं अभी भी वास्तविकता के अनुरूप नहीं हैं और मै यह सुनिश्चित करना चाहूँगा, कि मेरे और मरीज के विचार एक समान स्तर पर नहीं है, तो मैं उपचार से साफ इनकार कर देता हूं। और उस अवधि की फीस वापस कर देता हू जब तक मरीज वास्तविकता का सामना करने के लिए तैयार न हो जाए।

अध्याय – १४ (CHAPTER – 14)

रोगी का दिल नैतिक रूप से जीतने के लिए मेरा अभ्यास और मेरे नियम
(MY PRACTICE AND MY RULES TO WIN THE PATIENTS HEART ETHICALLY)

हमारे मेडिकल कॉलेज (मेडिकल स्कूल) के जीवन में सबसे परेशान करने वाला हिस्सा हमेशा मौखिक परीक्षा या परीक्षा का मौखिक हिस्सा होता था, जहां अंतिम विश्वविद्यालय परीक्षाओं में एक आंतरिक परीक्षक (INTERNAL EXAMINOR) और एक बाहरी परीक्षक (EXTERNAL EXAMINOR) हमसे प्रश्न पूछकर विषय पर हमारे ज्ञान का आकलन करते थे। जो हमारे भाग्य का फैसला करते थे कि हम उत्तीर्ण होंगे या नहीं।

परीक्षक हमेशा वर्षों के अनुभव के साथ अपने विषय का मास्टर होता था और हम नौसिखिए होते थे जिनके पास अधिक से अधिक कुछ वर्षों का अध्ययन होता था और इससे कोई फर्क नहीं पड़ता कि हमने अपनी सैद्धांतिक परीक्षाओं में कितना अच्छा प्रदर्शन किया था, हमें मौखिक परीक्षा अलग से उत्तीर्ण करनी होती थी।

इसलिए, वर्षों तक परीक्षाओं का सामना करने और साक्षात्कार-शैली में मौखिक परीक्षा देने के बाद जब मैंने अंततः अपनी स्नातकोत्तर परीक्षा उत्तीर्ण की, तो मुझे लगा कि यह परीक्षा समाप्त हो गई है।

लेकिन अब मुझे एहसास हुआ है और मैं उद्दृत करता हूं, "प्रत्येक रोगी एक परीक्षक की तरह होता है जिसके पास पूर्ण ज्ञान होता है जो गूगल (Google), उनके रिश्तेदारों और सोशल मीडिया से प्राप्त होता है, और प्रत्येक परामर्श एक परीक्षा (मौखिक परीक्षा) है। मरीज़ आपसे चाहे कितना भी मूर्खतापूर्ण प्रश्न पूछे, आपके पास एक ठोस उत्तर और उपयुक्त समाधान होना चाहिए।

इसलिए इस सिद्धांत को ध्यान में रखते हुए, मैं हर दिन अपने अभ्यास (PRACTICE) में प्रवेश करता हूं, अपने मरीजों से प्रति दिन कुछ नया सीखता हूं और अपने मरीज के उपचार को अधिक संपूर्ण, लाभकारी और नैतिक बनाने के लिए लगातार नए तरीकों के बारे में सोचता हूं।

जैसा कि कहावत है कि चिकित्सा का एक छात्र हमेशा एक छात्र रहता है और हर दिन सीखता रहता है और इसके अलावा, मैं चिकित्सा विज्ञान के क्षेत्र में वास्तविक प्रदर्शन करने वालों को जोड़ना चाहूंगा जो अपने मरीजों से सीखना कभी बंद नहीं करते हैं और जो कभी भी कुछ नया करना बंद नहीं करते हैं। . चिकित्सा की कला में महारत हासिल करने के लिए आपको जीवन भर एक छात्र बने रहने के लिए तैयार रहना होगा।

यह वह प्रक्रिया है जिसका मैं अपने मरीजों के इलाज में पालन करता हूं:

1. मेरे पास "स्किन टिप्स बाय कॉसमाश्योर" के नाम से एक यूट्यूब चैनल है जिसमें सभी त्वचा रोगों/त्वचा रोगों और स्थितियों के लिए त्वचा की देखभाल और उपचार बढ़ाने की तकनीकों के विस्तृत वीडियो हैं। मैं अपने मरीजों से हमेशा वहां से अपनी विशेष स्थिति के बारे में विस्तृत जानकारी देखने के लिए कहता हूं।

2. आने वाले सभी मरीजों से उनकी समस्याओं और शिकायतों की जानकारी देने वाला विस्तृत फॉर्म भरने के लिए कहा जाता है, एवं मेरे प्रशिक्षित चिकित्सा सहायकों द्वारा मरीज का विस्तृत इतिहास लिया जाता है।

3. सभी रोगियों को पहले/बाद की तस्वीरों के साथ सभी स्थितियों का एक विस्तृत ब्रोशर दिया जाता है, ब्रोशर में यूएसएफडीए से प्रमाणीकरण के प्रमाण के साथ सभी लेजर और उपकरणों का विवरण होता है।

4. उन सभी रोगियों की पहले/बाद की तस्वीरें ली जाती हैं जो इसकी अनुमति देते हैं।

5. सभी रोगियों के लिए रक्तचाप, नाड़ी, वजन और ऊंचाई आदि की विस्तृत सामान्य जांच की जाती है और यदि आवश्यकता हो तो एक प्रणालीगत जांच (SYSTEMIC CHECK-UP) भी की जाती है।

6. मैं व्यक्तिगत रूप से अपने कक्ष में फिर से रोगी का विस्तृत इतिहास लेता हूं, त्वचा संबंधी रोग/विकार की पूरी विस्तार से जांच करता हूं, और निदान करने से पहले

आवश्यकतानुसार डर्मेटोस्कोपी या ट्राइकोस्कोपी करता हूं। फिर मैं अपने मरीज को निदान के बारे में जानकारी देता हूं और उपलब्ध उपचार विकल्पों और योजनाओं के बारे में बताता हूं।

7. मैं जहां आवश्यक हो, रोगी को इसकी पूर्ण या सापेक्ष आवश्यकता बताते हुए प्रासंगिक जांच (RELEVENT INVESTIGATION) का अनुरोध करता हूं।

8. किसी भी प्रक्रिया को करने से पहले, मैं हमेशा रोगी को विस्तृत जानकारी देता हूं और सूचित सहमति पर हस्ताक्षर कराता हूं। इसके अलावा, मैं मरीज को सटीक लागत, सत्रों की संख्या, पूरक उपचार के नियम और होने वाली जटिलताओं या दुष्प्रभावों के बारे में सूचित करता हूं।

9. मैं हमेशा अपने मरीजों को प्रक्रिया के पहले और बाद की स्वीकृति प्राप्त तस्वीरें दिखाता हूं और उन्हें क्षेत्र में अपने मूल शोध कार्य और प्रकाशनों के बारे में सूचित करता हूं।

10. अंत में, अंतिम प्रत्याशा संरेखण (FINAL EXPECTATION ALIGNMENT) किया जाता है और उसके बाद ही रोगी को आगे के उपचार के लिए ले जाया जाता है। सिर्फ दवाएँ लेने या प्रक्रियाओं के लिए जाने के मार्ग का चुनाव पूरी तरह से रोगी के विवेक पर छोड़ दिया जाता है, यह समझाने के बाद कि प्रक्रियाओं का आविष्कार/आवश्यकता इसलिए की गई क्योंकि दवाओं की अपनी सीमाएँ हैं।

11. मैं हमेशा अपने सभी मरीजों को एक मुद्रित विस्तृत नुस्खा (PRINTED DETAILED PRESCRIPTION) देता हूं और

बैकअप को कंप्यूटर और अपने समर्पित ऑनलाइन स्थान (DEDICATED ONLINE SPACE) पर भी संग्रहीत करता हूं।

मेरे सभी मरीज़ अपनी पसंद के किसी भी स्थान से दवाएँ खरीदने के लिए स्वतंत्र हैं।

अध्याय – १५ (CHAPTER – 15)

सही प्रक्रिया चुनना: चरण-दर-चरण मार्गदर्शिका और फ़्लोचार्ट मार्गदर्शिका

(CHOOSING THE RIGHT PROCEDURE : STEP-BY-STEP GUIDE AND FLOWCHART)

यह जानना बहुत महत्वपूर्ण है कि क्या डॉक्टर या प्रक्रिया (PROCEDURE) करने वाला व्यक्ति इसे करने के लिए पर्याप्त रूप से योग्य और प्रशिक्षित है, तभी हम आगे बढ़ सकते हैं।

1. क्या आपको दुष्प्रभावों (SIDE EFFECTS) और प्रतिकूल प्रभावों (ADVERSE EFFECTS) के बारे में बताया गया है?

2. क्या आपसे उचित सहमति (CONSENT) पर हस्ताक्षर करवाए गए हैं?

3. क्या यह प्रक्रिया (PROCEDURE) आपके संकेत (INDICATION) के लिए यूएसएफडीए द्वारा अनुमोदित है?

4. डॉक्टर/त्वचा विशेषज्ञ के अनुसार परिणाम कितने समय तक रहेंगे?

5. क्या प्रक्रिया स्वयं त्वचा विशेषज्ञ द्वारा की जाएगी, यदि नहीं, तो क्यों नहीं? क्या कोई उचित कारण है?

6. क्या आपको इस उम्र में इस प्रक्रिया की आवश्यकता है?

7. क्या यह प्रक्रिया किसी सहकर्मी के प्रभाव या दबाव में कराई जा रही है?

यदि इनमें से किसी भी प्रश्न का उत्तर नहीं है तो प्रक्रिया (PROCEDURE) किसी भी तरह से आपके लिए सही नहीं है।

सही प्रक्रिया का चुनाव : प्रवाहतालिका मय चरण - दर - चरण मार्ग दर्शिका

(CHOOSING THE RIGHT PROCEDURE : STEP BY STEP GUIDE WITH FLOWCHART)

क्या डॉक्टर एमबीबीएस और फिर डीवीडी, डीडीडीवी, एमडी या एमसीएच के साथ योग्य है? यदि नहीं, तो डॉक्टर बदलें।

⇩

क्या आपको उपचार के सभी दुष्प्रभावों और प्रतिकूल प्रभावों के बारे में सूचित किया गया है? क्या आपने प्रक्रिया हेतु अपनी सूचित सहमति दी है? यदि नहीं, तो उपचार के लिए न जाएँ।

⇩

शोध करें, क्या प्रक्रिया आपकी उम्र के लिए सही है। यदि नहीं, तो उपचार के लिए न जाएँ।

⇩

क्या यह प्रक्रिया आपके लिए वित्तीय रूप से व्यवहार्य (financially viable) है? यदि नहीं, तो रुकें।

⇩

क्या आपने साथियों के दबाव के कारण यह उपचार चुना है? यदि हाँ, तो कृपया रुकें।

⇩

क्या आप इस प्रक्रिया की अवधि के बारे में अच्छी तरह से अवगत हैं?

अध्याय – १६ (CHAPTER – 16)

सही डॉक्टर/त्वचा विशेषज्ञ का चयन: प्रवाहतालिका के साथ
चरण-दर-चरण मार्गदर्शिका
CHOOSING THE RIGHT DOCTOR / DERMATOLOGIST :
STEP BY STEP GUIDE WITH FLOWCHART)

चरण-दर-चरण मार्गदर्शिका

1. क्या आपके डॉक्टर के पास एमसीआई-मान्यता प्राप्त एमबीबीएस स्नातक की डिग्री है, जिसके बाद डीवीडी, डीडीवी, या त्वचाविज्ञान में एमडी, या कॉस्मेटिक सर्जरी के मामले में प्लास्टिक सर्जरी में एमसीएच की शिक्षा प्राप्त की है? यदि नहीं, तो अपना डॉक्टर बदलें।

2. क्या आपके डॉक्टर के पास आपके राज्य/शहर में प्रैक्टिस करने के लिए वैध पंजीकरण संख्या (VALID REGISTRATION NUMBER) और लाइसेंस है? यदि नहीं, तो डॉक्टर बदलें।

3. क्या आपके त्वचा विशेषज्ञ के पास उनके द्वारा की जाने वाली प्रक्रिया में पर्याप्त प्रशिक्षण है? यदि नहीं, तो डॉक्टर बदलें।

4. इन सभी तत्वों के लिए अपने डॉक्टर के पर्चे (PRISCRIPTION) का अध्ययन करें फिर निर्णय लें।

सही डॉक्टर/त्वचा विशेषज्ञ का चयन: प्रवाहतालिका के साथ चरण-दर-चरण मार्गदर्शिका

CHOOSING THE RIGHT DOCTOR / DERMATOLOGIST : STEP BY STEP GUIDE WITH FLOWCHART)

<table>
<tr><td>क्या डॉक्टर एमबीबीएस करने और फिर डीवीडी डीडीडीवी,एमडी,एमसीएच आदि की उच्च शिक्षा प्राप्त की है? यदि नहीं, तो डॉक्टर बदलें।</td></tr>
</table>

⇩

<table>
<tr><td>क्या आपका डॉक्टर आपके राज्य या केन्द्र शासित प्रदेश में पंजीकृत चिकित्सक है? यदि नहीं, तो अपना डॉक्टर बदलें।</td></tr>
</table>

⇩

<table>
<tr><td>क्या आपके त्वचा विशेषज्ञ के पास उचित पंजीकरण संख्या है? यदि नहीं, तो डॉक्टर बदलें।</td></tr>
</table>

⇩

<table>
<tr><td>क्या त्वचा विशेषज्ञ के पास, की जा रही प्रक्रिया में आवश्यक प्रशिक्षण है? यदि नहीं, तो डॉक्टर बदलें।</td></tr>
</table>

⇩

क्या वह क्लिनिक/अस्पताल स्थानीय प्राधिकारियों द्वारा मान्यता प्राप्त है जहां आपका त्वचा विशेषज्ञ अभ्यास कर रहा है? यदि नहीं, तो डॉक्टर बदलें।

⇩

क्या वह क्लिनिक/अस्पताल स्थानीय प्राधिकारियों द्वारा मान्यता प्राप्त है जहां आपका त्वचा विशेषज्ञ अभ्यास कर रहा है? यदि नहीं, तो डॉक्टर बदलें।

अध्याय – १७ (CHAPTER – 17)

झोलाछाप/फर्जी डॉक्टर की पहचान: फ़्लोचार्ट के साथ चरण-दर-चरण मार्गदर्शिका

(IDENTIFIENG A QUACK / FAKE DOCTOR : STEP BY STEP GUIDE WITH FLOWCHART)

चरण-दर-चरण मार्गदर्शिका

1. नीम-हकीम के पास हमेशा विचित्र डिग्रियां और योग्यताएं लिखी रहेंगी, अतः आपको उनसे एलोपैथी का अभ्यास करने के लिए वैध पंजीकरण मांगें, और यदि उनके द्वारा नहीं दिया गया तो पुलिस को रिपोर्ट करें।
2. झोलाछाप डॉक्टर हद से ज़्यादा झूठे दावे और वादे करते हैं, इसलिए निदान/परिणाम/दावे और प्रक्रियाओं का लिखित विवरण मांगें। यदि वे इसके लिए मना करते हैं तो पुलिस को रिपोर्ट करें।
3. झोलाछाप डॉक्टर आपकी दवाएं सादे कागज पर लिखेंगे, इसलिए उचित प्रिस्क्रिप्शन पैड मांगें और यदि नहीं दिया जाता है, तो पुलिस को रिपोर्ट करें।

4. झोलाछाप डॉक्टर प्रायः छोटी-छोटी दवा दुकानों के बगल में अस्थायी क्लीनिकों में प्रैक्टिस करते है , जो अपंजीकृत होंगे। आप उनसे क्लीनिक का पंजीकरण मांगें, न देने पर पुलिस को रिपोर्ट करें।

5. प्रयास करें और उन डिग्रियों के बारे में पूछें जिन्हें रिसेप्शन क्षेत्र में प्रदर्शित किया जाना चाहिए। यदि चिकित्सक द्वारा लिखी गईं डिग्रियाँ रिसेप्शन क्षेत्र से गायब है तो व्यक्तिगत रूप से पूछें, अन्यथा पुलिस को रिपोर्ट करें।

झोलाछाप/ फर्जी चिकित्सकों की पहचान : प्रवाहतालिका के साथ चरण-दर-चरण मार्गदर्शिका

IDENTIFYING A QUACK/FAKE DOCTOR : STEP BY STEP GUIDE WITH FLOWCHART)

क्या डॉक्टर एमबीबीएस और फिर डीवीडी डीडीडीवी,एमडी,एमसीएचआदि उच्च शिक्षा प्राप्त है? यदि नहीं, तो पुलिस को रिपोर्ट करें।

⇩

क्या आपका डॉक्टर आपके राज्य या केन्द्र शासित प्रदेश में पंजीकृत चिकित्सक है? यदि नहीं, तो पुलिस को रिपोर्ट करें।

⇩

झोलाछाप का पंजीकरण नंबर एनएमसी/एमसीआई मांगें यदि उनके पास अनुपलब्ध है, तो पुलिस को रिपोर्ट करें।

⇩

क्या डॉक्टर झूठे दावे कर रहा है? सबूत मांगो, अन्यथा पुलिस को रिपोर्ट करें।

⇩

क्या वह क्लिनिक पंजीकृत है जहाँ डॉक्टर प्रैक्टिस कर रहा है? यदि नहीं, तो पुलिस को रिपोर्ट करें।

⇩

क्या झोलाछाप डॉक्टर के पास अपनी योग्यताओं,पंजीकरण आदि की जानकारी वाला उचित प्रिस्क्रिप्शन पैड भी है? यदि नहीं, तो पुलिस को रिपोर्ट करें।

अध्याय – १८ (CHA[TER – 18)

फेसबुक, इंस्टाग्राम, यूट्यूब और अन्य सोशल मीडिया पोर्टल पर नकली विज्ञापन की पहचान करना: फ़्लोचार्ट के साथ चरण-दर-चरण मार्गदर्शिका

IDENTIFYING THE FAKE ADVERTISEMENT ON FAEBOOK,INSTAGRAM,YOUTUBE AND OTHER SOCIAL MEDIA PORTALS : STEP BY STEP GUIDE WITH FLOWCHART

चरण-दर-चरण मार्गदर्शिका(STEP BY STEP GUIDE)

1. क्या विज्ञापन सच होने के लिए बहुत अच्छा लग रहा है, सावधान हो जाइए!

2. सक्रिय सामग्रियों और अनुमतियों की जांच करें, और अधिकांश बार संदिग्ध और घटिया उत्पादों में वास्तविक घटकों और अवयवों का उल्लेख नहीं किया जाता है।

3. किन उत्पादों का विज्ञापन किया जा रहा है और कौन सी प्रक्रियाएं पेश की जा रही हैं - क्या वे कानूनी हैं, क्या वे यूएसएफडीए द्वारा अनुमोदित हैं, क्या उन्हें विकसित देशों

में उपयोग की अनुमति है? यदि नहीं, तो सावधान रहें और मूर्ख न बनें।

4. उत्पादों का प्रचार कौन कर रहा है? क्या वे त्वचा चिकित्सक/विशेषज्ञ हैं? यदि नहीं, तो दावे फर्जी हैं।

5. भले ही त्वचा विशेषज्ञ किसी ओवर-द-काउंटर उत्पाद का समर्थन कर रहे हों, बहुत सतर्क रहें। अपने स्थानीय त्वचा विशेषज्ञ से परामर्श लें और मदद लें।

6. हमेशा अपने कस्बे/शहर या गांव में किसी योग्य और नैतिक त्वचा विशेषज्ञ के पास जाकर इन विज्ञापनों और दावों की पुष्टि करें और इन झूठे दावों की सच्चाई जानें।

फेसबुक, इंस्टाग्राम, यूट्यूब और अन्य सोशल मीडिया पोर्टल पर नकली विज्ञापन की पहचान करना : प्रवाहतालिका के साथ चरण-दर-चरण मार्गदर्शिका

क्या विज्ञापन सच होने लायक अच्छा लग रहा है? सावधानी बरतें।

⇩

उत्पाद की सक्रिय सामग्री और अनुमतियों की जाँच करें।

⇩

क्या उत्पाद/प्रक्रिया यूएसएफडीए द्वारा अनुमोदित है? यदि नहीं, तो इस पर विश्वास न करें।

⇩

पता करें कि उत्पाद का समर्थन कौन कर रहा है? किसी पर भरोसा न करें, स्थानीय स्तर पर दूसरी राय अवश्य लें।

⇩

हमेशा स्थानीय और व्यक्तिगत रूप से जानने वाले एक योग्य त्वचा विशेषज्ञ से परामर्श लें। कोई भी व्यक्ति अपनी बीमार स्थिति का स्वयं परीक्षण नहीं कर सकता।